ホルモン補充療法と漢方薬治療

清子クリニック 院長
著者 小石清子
京都ノートルダム女子大学 特任教授
監修 萩原暢子

更年期障害を乗り越える対処法

はじめに

「更年期」とは、一般に閉経（月経〈生理〉がなくなる）前後の5年間の45〜56歳のことで、女性ホルモンをつくる卵巣の機能（働き）が低下して女性ホルモンが減少し、やがて欠落する期間をいう。

「今までできていたことができなくなった。元気が出ない。疲れやすい。ボーッとする。なかなか集中できない」といって患者は外来に受診する。更年期になると誰でも経験する状態である。

日本女性の平均閉経年齢はおよそ50歳である。人生の一時期、更年期に出現する身体的、精神的に様々な不快な症状（不定愁訴《ふていしゅうそ》）を「更年期障害（更年期症候群）」という。特徴的な症状として、のぼせ、ほてり、動悸《どうき》（心臓がドキドキする）、冷えがあり、とくに急に顔がほてる症状をホットフラッシュといい、首から上に異常な汗が出る。頭痛、めまい、易《い》疲労感（疲れやすい）、肩こり、腰痛や、更年期におこる人生のイベント（夫の退職、子どもの受験や結婚による巣立ち、親の介護、姑との関係など）がストレスとなり、イライラ、不安、憂うつ、不眠（寝つきが悪い、眠りが浅い）なども現れる。

診療のために、更年期障害について勉強するうち、ホルモン状態の変化に対する知識や子宮がん検診・乳がん検診の必要性だけではなく、東洋医学の漢方についての知識、精神科的知識、骨粗鬆症《こつそしょうしょう》（骨がスカスカになり、骨折しやすくなる）の知識、抗加齢医学（アンチエイジング）についての知識などもあったほうが、幅広くいろいろな角度から患者を診ることができ診療に役立つと考え、様々な学会に所属し多くの知識を得るため努力した。

本書は、女性ホルモン療法や漢方薬を併用し、更年期女性の生活習慣などを見直すことで、日常生活を支障なく過ごすことができ、多少なりとも症状が改善され、上手く更年期を乗り越える一助になればと思い書きすすめた。読者自身の日常生活や更年期女性の診療時に、少しでも役に立てれば幸いである。

2024年12月

小石清子

ホルモン補充療法と漢方薬治療　目次

第1章　更年期障害(更年期症候群)

第2章　ホルモン補充療法(HRT)

第3章 漢方療法

第4章 その他

第 1 章

更年期障害
（更年期症候群）

1.「更年期」とは

「更年期」とは、一般に閉経前後5年間の45〜56歳に、女性ホルモンが減少し、やがて欠落する期間をいう。日本人女性の平均閉経年齢はおよそ50歳である[1)2)]が、45歳で閉経する人もいれば、56歳でもまだ順調に月経が来る人もいる。そのため更年期女性のなかには、まだ月経痛に悩む人、閉経前の月経不順や月経異常、月経量が多い過多月経や月経前の不調である月経前症候群（PMS：premenstrual syndrome）を訴える人もいる。

この時期には、女性ホルモン（エストロゲン〈卵胞ホルモン〉とプロゲステロン〈黄体ホルモン〉）の分泌が急激に低下し、そのためにしっかり分泌しているときにはみられなかったような、様々な症状が出る場合がある。家庭では、子どもたちは親の手を離れて友人との関係を大切にしたり、親を頼らなくなったりしてくる時期であり、夫は社会的に重要な立場になってきて、単身赴任となるなど、妻や母の役割が果たせなくなってくる人もいて、社会的に孤立した状態になりがちな時期でもある。一方、社会進出をはたした女性は、その後、地位が向上して、管理職などの責任が重い立場となって、多忙で仕事と日常生活維持の両立が難しくなる人もいる。

2.「更年期障害（更年期症候群）」とは

女性ホルモンが十分に分泌し働いているときにはおこらなかった、様々な不快な症状（不定愁訴）を「更年期障害（更年期症候群）」という。特徴的な症状は、のぼせ、ほてり、ホットフラッシュ、動悸、頭痛、めまい、冷え、易疲労感、肩こり、腰痛、イライラ、不安、憂うつ、不眠、関節痛（膝関節痛、指のヘバーデン結節痛など）、脱毛など多岐にわたるが個人差がある。ほとんど苦痛のない症状の軽い人もいれば、寝込むほどひどい人もいる。日本産科婦人科学会では「更年期に現れる多種多様な症状の中で器質的変化に起因しない（病気が原因ではない）症状」を更年期症状、「更年期症状の中で日常生活に支障をきたす病態」を更年期障害と定義している[1)2)]。

これらは、①女性ホルモンの低下・欠乏によって自律神経のバランスが悪くなることで生じる血管運動の神経性発作症状である。自律神経とは交感神経と副交感神経のことで、両方のバランスが良いと体調が良い。自律神経のバランスが悪くなると、動悸、頭痛、めまい、冷え、易疲労感、肩こり、腰痛といった②自律神経失調症の症状が出現する。このときは、心臓に異常がなく、身体のどこにも病巣がないのに動悸などの症状が出る。

また、更年期におこる人生のイベントがストレスとなり、イライラ、不安、憂うつ、不眠といった③精神的症状として認めることも多々ある。③

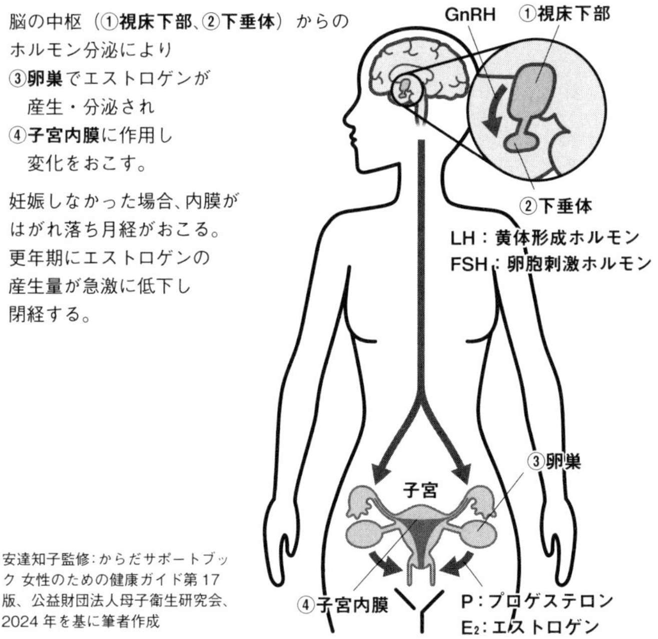
脳の中枢（①**視床下部**、②**下垂体**）からの
ホルモン分泌により
③**卵巣**でエストロゲンが
産生・分泌され
④**子宮内膜**に作用し
変化をおこす。
妊娠しなかった場合、内膜が
はがれ落ち月経がおこる。
更年期にエストロゲンの
産生量が急激に低下し
閉経する。
GnRH
①視床下部
②下垂体
LH：黄体形成ホルモン
FSH：卵胞刺激ホルモン
子宮
③卵巣
④子宮内膜
P：プロゲステロン
E2：エストロゲン

出典：安達知子監修：からだサポートブック 女性のための健康ガイド第17版、公益財団法人母子衛生研究会、2024年を基に筆者作成

図1　月経のしくみ

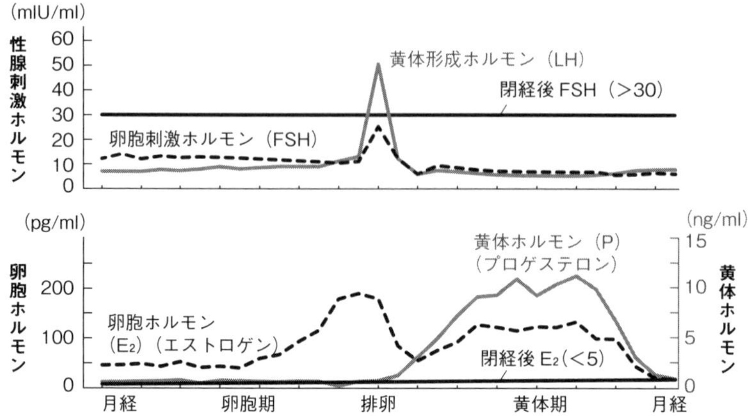

性成熟期、女性ホルモンが一定のリズムで分泌される。月経はこのリズムに従い約４週間（25～38 日周期）でおこる。閉経すると周期的なホルモンの変化はなくなる。

出典:日本産科婦人科学会編集・監修:産婦人科専門医のための必修知識2022年度版、2022年を基に筆者作成

図2　女性ホルモンの閉経前後の変化

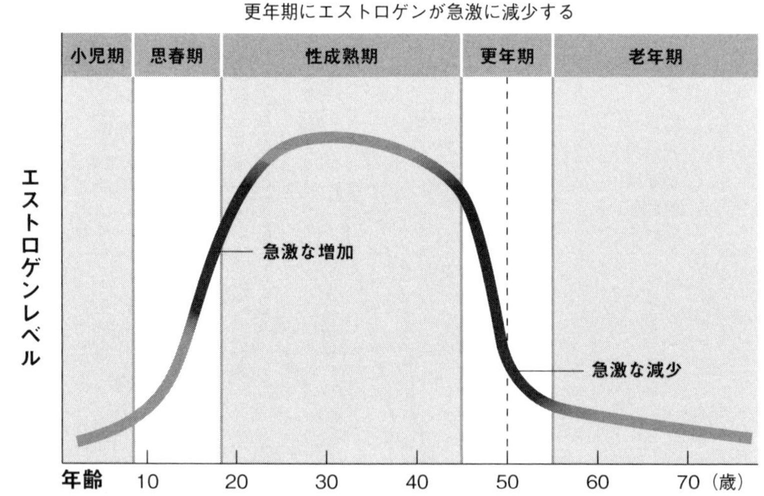

出典：日本産科婦人科学会編集・監修：産婦人科専門医のための必修知識 2022 年度版、2022 年

図3　エストロゲンレベルの加齢による変化

精神的症状も不定愁訴に含まれるが、自律神経失調症の症状とともに出現することが多くある。これら①②③が「更年期障害」の主な正体といえるであろう[3)]。

更年期はすべての女性に訪れるが、更年期障害はどの女性にもおこるわけではない。不調が出る人は全体の半数ほどで、寝込んでしまうほど重い更年期障害の人は全体の1～2割とされる。その一方で、症状がまったくない人もいる。

更年期障害は治療効果にも個人差があり、症状がほとんどなくなる人もいれば、症状が軽くなるだけで、なかなか消失しない場合もある。一旦消失しても、また出てくることもある。

更年期障害の治療の目的は、「人生の一時期である更年期を上手く乗りきるため、少しでも日常生活が支障なく過ごせることを目指す」ことであり、症状を消失させる「治癒（完治）」を目指すものではないと考える。更年期障害出現のピーク時は、いくら治療をしても症状のコントロールがなかなか難しいことがある一方で、更年期という時期を過ぎれば、不快な症状が自然に消失することもある（図1～3）。

3. 主な「更年期障害」の症状

主な更年期障害の症状には、ホットフラッシュ（汗、ほてり）、腰や手足の冷え、動悸、息切れ、頭痛、めまい、吐き気、易疲労感、不眠、怒りやすい、イライラする、クヨクヨと憂うつになる、不安になる、肩こり、腰痛、手足の痛み、関節痛、尿もれ、トイレが近い、膣《ちつ》の乾燥感、性交痛、萎縮性膣炎、膣の違和感、子宮下垂、脱毛、高脂血症、骨粗鬆症、甲状腺疾患、高血圧症や糖尿病などの生活習慣病が出やすくなる、物忘れ、早期認知症（記憶障害、認知障害）などがある（図4）[1)2)4)]。

◆のぼせ・ほてり・ホットフラッシュ
◆動悸・息切れ
◆易疲労感・全身倦怠感
◆喉のつかえ
◆耳鳴り
◆関節痛（膝関節、指のへバーデン結節痛）
◆物忘れ・記憶力低下・無気力
◆視力低下（老眼）
◆発汗
◆不眠・不安
◆憂うつ・クヨクヨする
◆肩こり・腰痛・手足の痛み
◆腹部膨満感・食欲不振
◆膣炎・性交痛
◆皮膚や目や膣など粘膜の乾燥・かゆみ
◆意欲低下・集中力低下
◆生活習慣病
◆冷え
◆怒りやすい・イライラする
◆頭痛・めまい・吐き気
◆便秘・下痢
◆しびれ・知覚過敏
◆口の渇き
◆尿もれ・頻尿・残尿感
◆脱毛
◆骨粗鬆症

出典：日本産科婦人科学会編集・監修：産婦人科専門医のための必修知識 2022 年度版、2022 を基に筆者作成

図4　更年期障害の症状

4.「更年期障害」の治療法

更年期障害の治療法は、症状を少しでも改善し楽にする「対症療法」が中心となっている[1)2)3)4)]。主なものとして、

1. ホルモン補充療法（HRT：Hormone Replacement Therapy）
2. 胎盤抽出物質（プラセンタ）療法
3. 漢方薬治療
4. 自律神経調整剤処方
5. 精神安定剤・抗不安薬・抗うつ薬・睡眠導入剤などの処方
6. カウンセリング・通院精神分析療法（心理療法）
7. 気分転換・運動療法
8. サプリメント投与
9. アロマテラピー・ハーブ使用

などがある。

薬物療法としては、1. ホルモン補充療法（HRT）という女性ホルモンを補う治療が有名で、ホットフラッシュの改善に効果的である。HRT は

骨粗鬆症の予防にも有用で、動脈硬化や認知症の予防、膣の乾燥改善や肌のハリを保つアンチエイジング効果も期待できる。

内服剤、貼付剤、塗布剤、注射剤など女性ホルモン製剤は多種あるが、すべての更年期症状に効くわけではない。また、性器出血や乳房の緊満感（張りや痛み）などの副作用や、乳がん、血栓症を引きおこすこともある。そのため、子宮がん検診や乳がん検診などの定期的な検査が必要である。一方で、大腸がん、胃がん、肺がんといった日本女性に多いがんの発症が、HRT 施行によって減少するといったメリットもある。

1. HRT の代替《だいたい》治療として、2. プラセンタによる治療がある。また、3. 漢方薬、4. 自律神経調整剤、5. 精神安定剤、抗不安薬、抗うつ薬や睡眠導入剤などもよく使われる。

精神面で悩む中高年女性には、家庭や職場でのストレス解消や環境（人間関係）を整えるアドバイスも必要で、6. カウンセリングや心理療法が効果的である。性格的に、真面目で几帳面な完璧主義の人が更年期障害になりやすいといわれている。また、ストレスに弱く、抑うつ的性格の人も同様である。

ストレスが解消できれば、症状も自然に改善していくことが多い。7. 気分転換のために趣味や親しい友人と会話する時間を持つ、旅行で環境をかえるなどのリフレッシュが効果的である。また、散歩などの運動療法もストレス発散に有効である。

8. エクオールやダイゼインといった、大豆イソフラボン製剤を含むサプリメントによる治療法も注目されている。バランスのとれた食事をとることも重要である。疲労感の多いときは、体の抵抗力や免疫能力を高める作用があるビタミンCや、筋肉疲労に効くビタミンB_1、神経疲労を和《やわ》らげるビタミンB_{12}などを食事に取り入れると良い。鉄の摂取が不十分なら、鉄分の多い野菜や動物性の肉・魚の食事、サプリメントの使用が有用である。ほかにも、イライラ感にはビタミンB_6をとる、不眠にはカフェインが多く含まれるコーヒーなどの摂取を控える、骨粗鬆症予防にはカルシウムやビタミンD（VD）の多い食品をとるなど、それぞれの状態に合わせることが有用である。

その他、9. ハーブや香りを使った治療（アロマテラピー）で癒され、心身ともにリラックスすることも効果的である。

5.「更年期障害」の症状と主な治療法のまとめ

①女性ホルモンの低下・欠乏で生じる血管運動の神経性発作症状：ホットフラッシュ、のぼせ、ほてり、動悸、冷えなど

治療法：ホルモン補充療法（HRT）、プラセンタ療法、漢方薬、自律神経調整剤、サプリメント投与など

②自律神経失調症の症状：動悸、頭痛、めまい、冷え、易疲労感、肩こり、腰痛など

治療法：プラセンタ療法、漢方薬、自律神経調整剤、鎮痛剤、抗不安薬、精神安定剤処方や気分転換法（ストレッチ、体操など）など

③精神的症状：イライラ、不安、憂うつ、不眠といった不定愁訴など

治療法：漢方薬、抗不安薬、精神安定剤、抗うつ薬、睡眠導入剤処方、カウンセリング、通院精神分析療法や気分転換法など、ホルモン補充療法（HRT）、プラセンタ療法で症状が軽減する場合もある[3)]

6.「閉経状態」について

「閉経状態」は、「血中卵胞刺激ホルモン濃度（FSH：Follicle Stimulating Hormone）：40mIU/ml 以上かつエストラジオール（E_2：Estradiol）：20pg/ml 以下」をもって閉経後と判断する[2)]と定義されており、「血中濃度 E_2：5pg/ml 未満かつ FSH：30mIU/ml 以上」なら、閉経状態である。しか

し、FSH が 20mIU/ml 以下の場合、E_2 が 5pg/ml 未満であっても若返り（よみがえり）の可能性が大きいので、自然月経が発来するかどうか、しばらく様子をみる（図 2、図 3）。

HRT で外部から投薬したホルモン剤は、休薬することにより約 1 カ月あれば、体からほぼ全部排出される。自分自身で分泌するホルモンがあれば、それだけになる。体が閉経に移行するか、まだもう少し月経が来る状態を維持するか、といった中途半端な状態になり、そうかと思えば閉経しきらずに自然月経が再度発来する時期がある。これを「ゆらぎ」という。

閉経状態で更年期障害の症状が出て、HRT を施行している最中に体が若返り、再度自然に月経が来だすこともある。閉経しきらず、自発的に女性ホルモンを分泌している患者に HRT を施行すると、乳がんや子宮体がんを誘発することがあり危険である。そのため、まだ月経が自発的に来る状態かどうか鑑別しながら治療する必要がある。

7.「更年期障害」を主訴に初診されたとき

当院で使用している産婦人科外来の問診票（表 1）を以下に示す。

1)「Ⅰ.どのような症状で来院したか」の内容は、一般的な産婦人科では「妊娠（産む・産まない）、月経がおくれている、月経異常、異常出血、おりもの、外陰部のかゆみ、下腹痛、腰痛、生理痛、子どもができない、更年期障害、子宮がん検診希望、乳がん検診紹介希望、尿が近い、尿がもれる、排尿痛、子宮筋腫、卵巣嚢腫、他の病院で（○○〈例えば萎縮性膣炎〉）といわれた」などといった項目だけになる。しかし当院の外来では、「顔がほてる（強・中・弱）、不眠（寝つきが悪い・眠りが浅い・途中で目が覚める・朝早く目が覚める）（強・中・弱）、汗をかきやすい（強・中・弱）、怒りやすくイライラする（強・中・弱）、くよくよ・憂うつになる（強・中・弱）、腰や手足が冷えやすい（強・中・弱）、頭痛・めまい・ふらつき・吐き気がよくある（強・中・弱）、息切れ・動悸がする（強・中・弱）、疲れやすい（強・中・弱）、肩こり・腰痛・手足の痛み（強・中・弱）」のSMI（簡略更年期指数：Simplified Menopausal Index、表2）[5]の項目および、精神疾患との鑑別をはかるために、「食欲不振・下痢・便秘・腹痛、やる気が出ない・気分が滅入る・死ぬ事を考えてしまう、何度も手を洗ってしまう・戸締りやガス栓などを何度も確かめる、悪口を言われている（気がする）、他人の視線が気になる、誰かに追いかけられている（気がする）、誰もいないのに声がきこえる」といった一般精神科外来で使用される項目も追加している。

2）「Ⅱ.月経について」は、初経年齢、閉経年齢、前回の月経についての開始年月日と期間が何日間か、そのさらに前の月経開始年月日とその期間、月経周期が何日ごとで何日間か、規則正しく来るか不規則か、月経量（多い・普通・少ない）、血のかたまり（無・有）、月経痛（無・有）、その他の症状（月経前の頭痛や落ち込みがあるかなど）についてきく。

3）「Ⅲ.結婚について」は、未婚・既婚、性交の経験（無・有）、現在の性交パートナー（無・有）（交際中・同棲中・その他）、結婚年齢、夫年齢（同居・別居・離婚・死別・再婚）、夫（健・否）についてきく。

4）「Ⅳ.いつごろからどのような症状があるのか、どのようなことにお悩みかをお書きください」と自由に書ける空白スペースを広めにとる。

その下に5）「自分で自分をどのような性格だと思うか」を1行分の狭いスペースに書かせる。

6）「Ⅴ.妊娠について」は、分娩の回数、流産の回数、中絶の回数、子どもの数、正常分娩・帝王切開についてきく。

7）「Ⅵ.今までの病気について」は、過去に罹患した病気の名前、手術をしたか、大けががあったかなどを、空白スペースを設けて自由に書けるようにしておく。

8）「Ⅶ.家族の病気について」は、誰が何の病気をしたか、生活習慣病やがんなどの病名を、少し空白スペースをとって自由に書けるようにする。とくに、家族（血縁）に子宮がん・乳がんがいるかは別途、書く欄を作る。

飲酒（無・有）（ビール　本／日）、喫煙（無・有）（　本／日）、アレルギー（無・有）（食品または薬品名）なども記載できるようにする。

また、初診時には必ず、血圧、脈拍、身長、体重、BMI（肥満度指数：Body Mass Index：体重 kg ÷（身長 m × 身長 m））、体温を測定する。場合により腹囲も測定する。BMI の標準は 18.5〜25 で適正体重の指数は 22 であるが、更年期では 25 以下を適正として取り扱っている。

8. 問診票以外の評価

さらに、診察前に、改めて SMI（簡略更年期指数：Simplified Menopausal Index、表 2）[5]、SRQ-D（東邦大式自己診断チェックシート：Self-Rating Questionnaire for Depression、表 3）[6]、SDS（自己評価式抑うつ性尺度：Self-rating Depression Scale、表 4）[7] の 3 種類の心理テストの用紙にチェックを記入できるようにして、点数をだしておく。

1）SMI（簡略更年期指数）

SMI で 50 点前後〜65 点までを更年期障害ありとし、66 点以上の場合は精神科疾患も念頭におく。

2）SRQ-D（東邦大式自己診断チェックシート）

SRQ-D は仮面うつ病発見の手がかりになる検査であり、軽症うつ病発見の助けにもなる。10 点以下なら心は健康で問題はないが、更年期障害では 11〜15 点の人が多いと思う。16 点以上の場合は、他のテスト結果や症状に合わせて状況により精神科・心療内科を紹介する。

3）SDS（自己評価式抑うつ性尺度）

SDS はうつ症状の程度がわかる検査であり、38 点以下ならまず問題はないが、更年期障害をかかえている患者では 39〜47 点の軽度抑うつ状態が多いように思う。48〜52点の場合は、まず更年期障害の産婦人科的治療を施行し、様子をみて軽快するなら産婦人科通院で良いと考えるが、軽快しないようなら精神科・心療内科を紹介する。53点以上のときは、抑うつ状態で産婦人科領域を超えている内容の診療情報提供書を作成し、精神科・心療内科を紹介する。患者が拒否しても、現在の抑うつ状態が更年期障害による抑うつの範疇を超えており、産婦人科での治療は「無理」であるとはっきり説明する。

このときに気を付けることは、SDSのような心理テストを受け慣れていて、点数が高くならないようにわざと低くなるようチェックを記入したり、あるいは自己評価が甘い場合は、実際の症状とかけ離れていたりすることがある。そのため、心理テストの点数だけにとらわれず、しっかり症状を把握する必要がある。自然に涙を流しながら抑うつ症状を話すような患者や、ダイエットをしていないのに、憂うつで眠れず、食欲が落ちて体重減少があるような患者は、軽症うつ病エピソードを疑う。心理テストについては、できれば精神疾患との鑑別のために、SMIだけでなく、何か他の種類の心理テストも施行しておくほうが良いと考える。

9.「更年期障害」の診察

問診票をもとに、患者の話をよく聞き（傾聴）、受けとめる（受容）。おおよその患者の状態や訴えを理解し、検査が必要であることを説明する。経膣超音波検査で子宮や卵巣の状態を把握するのとあわせて、子宮がん検診を半年以内に受けていない患者は、子宮がん検診を施行しておく（内診台上で、できれば漢方の診察〈舌診、脈診、腹診〉も行う。できなければ無理にする必要はない）。血液検査を施行し、卵巣ホルモン（E_2、FSH、50歳未満ではプロゲステロン、LH〈黄体形成ホルモン〉、テストステロンも検査）や甲状腺刺激ホルモン（TSH）、乳汁分泌刺激ホルモン（PRL）検査を行う。

また、末梢血液検査やFe（鉄）、フェリチン検査で貧血がないか、脂質代謝などの肝機能検査や腎機能検査（K：カリウムを含む）、糖尿病検査、D-dimer（血栓症の有無）炎症反応なども検査する。

子宮がん検診、乳がん検診は更年期にはできるだけ年1回、少なくとも2年に1回は受けるように勧める。超音波検査は半年～1年に1回施行し、子宮や卵巣の異常の早期発見に役立てるほうが良いと考える。

経膣超音波検査で子宮内膜症や子宮腺筋症があった場合は、腫瘍マーカーのCA125（子宮内膜症、卵巣がん腫瘍マーカー）も採血項目に加える。手や指などの関節痛の訴えがあった場合は、抗CCP抗体（抗シトルリン化ペプチド抗体：関節リウマチ診断に役立つ自己免疫抗体）やRF（リウマチ因子）の項目で関節リウマチとの鑑別をする。脱毛の訴えがあれば、Zn（亜鉛）も項目に加える。乳がん検診を半年以上受けていない患者には、乳腺外科を受診するように勧める（以前は当院で乳房超音波検査を施行していたが、近くに乳腺外科医が開業したので紹介している）。

10.「更年期障害」の通院治療

通院は、最初のみ2週間後～1カ月後に来院するようにし、以後は状態に合わせて、1カ月ごとや、状態が落ち着いてくれば2～3カ月に1回のペースで受診するように勧めている。

更年期は閉経前後5年を含め、約10年間あるが、更年期障害のピークは閉経の直前から閉経後2～3年間であることを説明する。個人差があり、閉経の1～2年前から症状が出ている患者や、閉経後4～5年が経過しても症状が長びく人もいる。しかし、大半の患者ではピークを過ぎれば苦痛が軽減し、意欲も戻り元気になるので、更年期障害の加療のための通院が不必要であることを説明し終了している。

骨粗鬆症や高脂血症の加療目的で通院継続を希望される場合もあるが、

「更年期症候群（更年期障害）」の病名の保険適用は59歳までと説明し、60歳以上になれば整形外科や内科専門医に紹介することが多い（図5）。

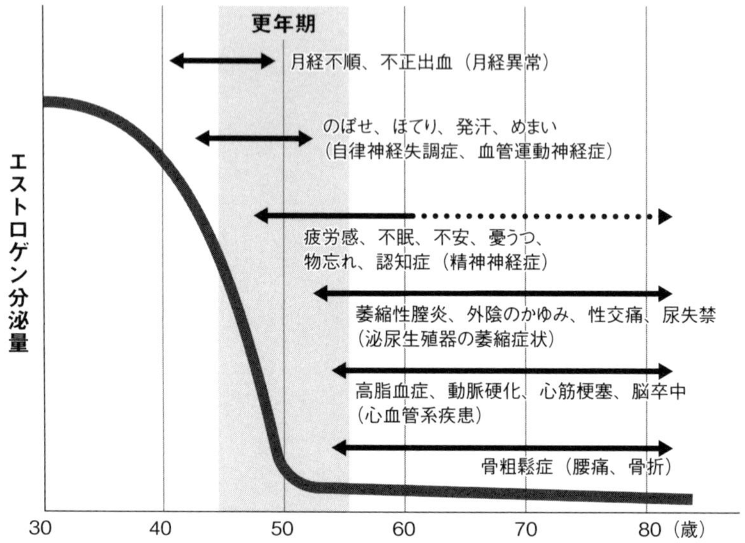

出典：日本産科婦人科学会編集・監修：産婦人科専門医のための必修知識 2022 年度版、2022 年

図5　加齢に伴うエストロゲン欠乏症状

表1　問診票

清子クリニック

問 診 票

No.＿＿＿＿＿　　　　　　　　　　記載日　　年　　月　　日

〒　　-　　住所

TEL（　　　）　　-　　　　　　携帯　　-　　-

最高血圧	mmHg	身長	cm
最低血圧	mmHg	体重	kg
脈拍数	/分	BMI	
体温	℃		

（ふりがな）
患者氏名　　　　　　年齢　　　職業

Ⅰ．どのような症状で来られましたか。当てはまる症状に○をつけて下さい

□妊娠（産む・産まない）□月経がおくれている □月経異常 □異常出血 □おりもの □外陰部のかゆみ

□下腹痛 □腰痛 □生理痛 □子供ができない □更年期障害 □子宮癌検診希望 □乳癌検診紹介希望

□尿がちかい □尿がもれる □排尿痛 □子宮筋腫 □卵巣嚢腫

□他の病院で（　　　　　　　　　）といわれた

●顔がほてる（強･中･弱）●不眠（寝つきが悪い･眠りが浅い･途中で目が覚める･朝早く目が覚める）（強･中･弱）

●汗をかきやすい（強･中･弱）●怒りやすく、イライラする（強･中･弱）●くよくよしたり憂うつになる（強･中･弱）

●腰や手足が冷えやすい（強･中･弱）●頭痛･めまい･ふらつき･吐き気がよくある（強･中･弱）

●息切れ動悸がする（強･中･弱）●疲れやすい（強･中･弱）●肩こり･腰痛･手足の痛み（強･中･弱）

●食欲不振･下痢･便秘･腹痛 ●やる気が出ない･気分がめいる･死ぬ事を考えてしまう

●何度も手を洗ってしまう･戸締りやガス栓など何度も確かめる ●悪口を言われている（気がする）

●他人の視線が気になる ●誰かに追いかけられる（気がする）●誰もいないのに声がきこえる

医師記入欄
生化（　）
血算（　）
血算/血糖（　）
Dダイマー（　）
血糖（　）

Ⅱ．月経について

1. 初めてあった年齢＿＿＿歳 2. 閉経年齢＿＿＿歳 3. 前回の月経　　年　　月　　日から　　日間

4. 月経周期　　日ごと　　日間（規則正しい・不規則）（その前の月経　　年　　月　　日から　　日間）

5. 月経量（多い・普通・少ない）血のかたまり（無・有）6. 月経痛（無・有：その他の症状　　　　）

Ⅲ．結婚について

1．未婚　性交の経験（有・無）現在の性交パートナー（有・無）（交際中・同棲中・その他）

2．既婚　結婚年齢＿＿＿歳　夫年齢＿＿＿歳（同居・別居・離婚・死別・再婚）夫（健・否）

Ⅳ．いつごろからどのような症状があるのか、どのような事にお悩みかをお書きください

ご自身をどのような性格だと思いますか？

Ⅴ．妊娠について

分娩回数＿＿＿回　流産＿＿＿回　（　年　月　男・女　g　正常・帝王切開）

中絶＿＿＿回　子供数＿＿＿人　（　年　月　男・女　g　正常・帝王切開）

Ⅵ．今までの病気について

1．病気（　　　　）

2．手術（　　　　）　3．ケガ（　　　　）

Ⅶ．家族の病気（生活習慣病・癌など）：（病名：　　　　）

ご家族に子宮癌・乳癌はいますか？（無・有：病名　　　　）

飲酒：無・有（ビール　本/日）喫煙：無・有（　本/日）アレルギー：無・有　食品または薬品名：

表2　SMI（簡略更年期指数：Simplified Menopausal Index）作成：小山嵩夫[5)]

S　M　I

記載日
　　　年　　月　　日

症　状	症状の程度（点数）				点数
	強	中	弱	無	
①顔がほてる	10	6	3	0	
②汗をかきやすい	10	6	3	0	
③腰や手足が冷えやすい	14	9	5	0	
④息切れ、動悸がする	12	8	4	0	
⑤寝つきが悪い、または眠りが浅い	14	9	5	0	
⑥怒りやすく、すぐイライラする	12	8	4	0	
⑦くよくよしたり、憂うつになることがある	7	5	3	0	
⑧頭痛、めまい、吐き気がよくある	7	5	3	0	
⑨疲れやすい	7	4	2	0	
⑩肩こり、腰痛、手足の痛みがある	7	5	3	0	

No.＿＿＿

お名前＿＿＿＿＿＿＿＿　　合計点数＿＿＿＿点

●判断基準のめやす

強：症状が強く、日常生活に支障を来す

中：症状がある程度あり、
　　生活する上で気になる時もある

弱：症状が時々ある

無：症状が全くない

●更年期指数の自己採点の評価表

0〜25点……異常なし

26〜50点……食事、運動に注意

51〜65点……更年期・閉経外来を受診

66〜80点……長期の計画的な治療

81〜100点……各種の精密検査、長期の計画的な対応

表3　SRQ-D（東邦大式自己診断チェックシート：Self-Rating Questionnaire for Depression）[6)]

SRQ−D

記載日
年　月　日

次の質問の各項目についてあてはまるところに○印をおつけください

質問	いいえ	はい 時々	はい しばしば	はい 常に	
1. 身体がだるく疲れやすいですか					
2. 騒音が気になりますか					*
3. 最近気が沈んだり気が重くなることがありますか					
4. 音楽をきいて楽しいですか					*
5. 朝のうち特に無気力ですか					
6. 議論に熱中できますか					*
7. くびすじや肩がこって仕方がないですか					
8. 頭痛持ちですか					*
9. 眠れないで朝早く目ざめることがありますか					
10. 事故やけがをしやすいですか					*
11. 食事がすすまず味がないですか					
12. テレビを見て楽しいですか					*
13. 息がつまって胸苦しくなることがありますか					
14. のどの奥に物がつかえている感じがしますか					
15. 自分の人生がつまらなく感じますか					
16. 仕事の能率があがらず何をするのもおっくうですか					
17. 以前にも現在と似た症状がありましたか					
18. 本来は仕事熱心で几帳面ですか					

＊：これらの項目は得点から除外する

（東邦大式）
（筒井末春，1989[1)]より）

NO.＿＿＿＿＿

お名前＿＿＿＿＿＿＿＿　合計点数＿＿＿点

●各々の答えについて
いいえ　…0点
時々　…1点
しばしば…2点
常に　…3点
として点数記入、合計点を計算
＊に関しては加点しない

●合計点で判定
10点以下：心の健康が保たれている状態
11〜15点：精神的疲労がたまっている状態・境界領域
16点以上：抑うつ傾向あり

表4　SDS（自己評価式抑うつ性尺度：Self-rating Depression Scale）[7)]

S D S

NO.

姓名　　　　　　　　　　　　年齢

年　月　日　生

職業

年　月　日　検査

次の質問を読んで 現在のあなたの状態に もっともよくあてはまると思われる欄に
○印をつけてください
全ての質問に答えてください

	ないかたまに	ときどき	かなりのあいだ	ほとんどいつも
1. 気が沈んで憂うつだ				
2. 朝がたは いちばん気分がよい				
3. 泣いたり 泣きたくなる				
4. 夜 よく眠れない				
5. 食欲は ふつうだ				
6. まだ性欲がある(独身の場合)異性に対する関心がある				
7. やせてきたことに気がつく				
8. 便秘している				
9. 普段よりも動悸がする				
10. 何となく疲れる				
11. 気持ちはいつもさっぱりしている				
12. いつもとかわりなく仕事をやれる				
13. 落ち着かず じっとしていられない				
14. 将来に希望がある				
15. いつもより いらいらする				
16. たやすく 決断できる				
17. 役に立つ 働ける人間だと思う				
18. 生活はかなり充実している				
19. 自分が死んだ方が他の者は楽に暮らせると思う				
20. 日頃していることに満足している				

●各々の答えについて　ないかたまに　…1点
ときどき　…2点
かなりのあいだ　…3点
ほとんどいつも　…4点
として点数記入、合計点を計算

●合計点で判定　38点以下：正常群
39～47点：軽度
48～52点：中等度
53点以上：重度

第 2 章

ホルモン補充療法（HRT）

1. ホルモン補充療法（HRT）とは

閉経前後5年を含む約10年間の更年期におこる卵巣の老化で、女性ホルモンのエストロゲン分泌が低下し、ホルモンバランスが乱れをおこす。ホルモン補充療法（HRT：Hormone Replacement Therapy）とは、低下した女性ホルモン（エストロゲン〈卵胞ホルモン〉とプロゲステロン〈黄体ホルモン〉）を補い、更年期障害を改善する治療法である。

HRTに使用されるホルモン剤（女性ホルモン製剤）には大きくわけて2種類あり、それぞれ卵胞ホルモン製剤（エストロゲン製剤）と黄体ホルモン製剤（プロゲストーゲン製剤）である。形態も、内服剤、貼付剤、塗布剤、注射剤など、多種ある[1)2)]。

HRTを行うと、更年期症状（ホットフラッシュ、全身倦怠感・易疲労感、萎縮性膣炎・性交痛、肌あれ、口の渇き、不眠・不安・抑うつ気分、関節痛、認知機能障害〈物忘れ〉など）が改善することが多い。それればかりか、エストロゲンは骨や血管など全身に作用して、女性の健康を守っているため、閉経後に骨量が減り、動脈硬化が見られるが、HRTを施行することで将来の骨粗鬆症や、心筋梗塞の発症および進行を遅らせてくれる。

一方で、注目すべきは、重大な副作用に静脈血栓症と乳がん、子宮体がんがあることである。静脈血栓症は、塗布剤や貼付剤といった経皮製剤で避けられ、脂質異常の改善効果も期待できる。乳がんの危険を高めるのは、エストロゲンとともに投与するプロゲストーゲンであるが天然型と合成型があり、天然型プロゲステロン（エフメノカプセル100mg）を使用すれば、リスクは低くなる。また、子宮体がんは、エストロゲンとともにプロゲストーゲンを投与することで、ほぼ防ぐことができる[4)]。

5年以上の使用により、乳がんのリスクが増えるという報告があり[4)]、HRTを継続する年齢については、患者にHRTの効果とリスクを十分に説明した上で、個別に判断するべきであると考える。定期的に半年に1回で卵胞ホルモン（E_2）、卵胞刺激ホルモン（FSH）、D-dimer（血栓兆候）、肝機能・腎機能・末梢血などの血液検査を施行し、1年に1回は子宮がん検診と経腟超音波検査で子宮・卵巣に異常がないことを確認するとともに、乳がん検診も受けるように指導する必要がある。

2. 女性ホルモン剤の種類

1）卵胞ホルモン製剤（エストロゲン製剤）[1)2)]

貼付剤（経皮吸収剤）

・エストラーナテープ　1枚（E_2：天然型エストラジオール：0.72mg、0.36mg、0.18mg、0.09mg含有）4種類あり：下腹部または臀部に貼付

・メノエイドコンビパッチ　1枚（E_2：エストラジオール：0.62mgとP〈黄体ホルモン製剤〉：酢酸ノルエチステロン：2.70mg含有、エストロゲンと黄体ホルモンの合剤）：下腹部または臀部に貼付

塗布剤

・ディビゲル1mg　1包（E_2：天然型エストラジオール：1.0g含有）：大腿部または下腹部に塗布

・ル・エストロジェル0.06%：80g/本　1プッシュ0.9g（E_2：天然型エストラジオール：0.54mg/1プッシュ含有）：上腕に塗布

内服剤

・ジュリナ0.5mg/錠　1錠（E_2：天然型エストラジオール：0.5mg含有）

・プレマリン0.625mg/錠　1錠（結合型エストロゲン製剤）

・エストリール1mg/錠　1錠（E_3：エストリオール：1mg含有）

・ホーリン1mg/錠　1錠（E_3：エストリオール：1mg含有）

腟錠

・エストリール腟錠0.5mg/錠　1錠（E_3：エストリオール：0.5mg含有）

・ホーリンV 1mg/ 錠　1錠（E_3：エストリオール：1mg 含有）

注射剤

・プロギノンデポー 10mg/ml/A（アンプル）　1A（E_2：エストラジオール吉草酸エステル）

・ペラニンデポー 5mg・10mg/ml/A　1A（E_2：エストラジオール吉草酸エステル）

2）黄体ホルモン製剤（プロゲストーゲン製剤）[1)2)]

内服剤

・エフメノカプセル 100mg/ カプセル　1カプセル（天然型プロゲステロン製剤）

・デュファストン 5mg/ 錠　1錠

・ウェールナラ　1錠（E_2：エストラジオール：1mg とP：レボノルゲストレル：0.04mg 含有、エストロゲンと黄体ホルモンの合剤）

注射剤

・プリモジアン・デポー筋注　1A（テストステロンエナント酸エステル：90.2mg とエストラジオール吉草酸エステル：4mg 含有、エステルエストロゲンと男性ホルモンの合剤：両性混合ホルモン製剤）

3. HRT の投与方法（ホルモン剤の選び方や投与方法）

1）持続療法（主に 50 歳以上）

月経様出血（消退性出血）がおきない方法で、卵胞ホルモン製剤（E）と黄体ホルモン製剤（P）を同時に使用開始し、2剤を一緒に継続して使用する（図6）[1)2)4)]。

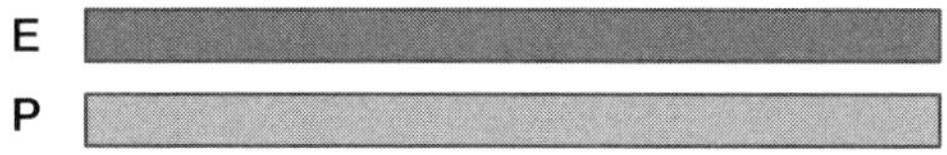

図6　持続療法

【処方例】
2日に1回でエストラーナテープ0.72mg貼付（下腹部または臀部に貼付）と、貼付した日にエフメノカプセル100mg 1カプセル（就寝前、またはデュファストン5mg 0.5錠）内服を2日に1回で持続使用する。

〔解説〕

閉経年齢が50歳以上（55歳未満）であれば、まずエストラーナテープ0.72mg貼付とエフメノカプセル100mg 1カプセル内服を2日に1回で開始するのが一般的である。日本人女性の平均閉経年齢に到達しており、月経を来させる必要がないためである。月経様性器出血をおこすには、女性ホルモンの投与量が多く必要となり、乳がんや子宮体がんを発症するリスクが高くなる。

閉経年齢が遅い患者、例えば閉経55歳で、そのときからHRTを開始するような場合、乳がんや子宮体がんの発症リスクを考慮し、スタートからエストラーナテープ0.36mgのようなホルモン含有量が少ないものを使用する。

皮膚の弱い人であれば、ジュリナ0.5mg 1錠を毎日か、2錠を2日に1回内服で、そこにエフメノカプセル100mg 1カプセルを併用で使用する。

閉経年齢が58歳などと遅く、60歳を過ぎてもHRT継続希望の場合は、エストラーナテープ0.09mgとエフメノカプセル100mg 1カプセルを3日に1回で投薬、またはエストリール1mg 1錠とエフメノカプセル100mg 1カプセルを週2回（月曜、木曜などと曜日を決めて）投薬というように、エストラジオールからエストロゲン活性の低いエストリールに変更して投薬する。血中 E_2 濃度や HRT 経過年月および加齢を考慮し、徐々にエストロゲンの1回投与量を減量して、乳がんや子宮体がんが発症しないように注意しながら投薬を施行する。

不正性器出血や、乳房緊満感があれば、副作用のリスクを考慮し、ホルモン投薬量を減量する。また頭痛やむくみなど血栓兆候を認めた場合も、ホルモン投薬量を減量するか一時投与を中止し、約1カ月（ホルモン剤が体外に全部排出されるのに約1カ月かかる）経過観察する。

一般的に60代で初診し、HRT を希望する場合は、エストリール 1mg 1錠を週2日、エフメノカプセル 100mg 1カプセルと一緒に投薬する。また、65歳以上の骨粗鬆症や認知機能維持の治療では、エストリール 1mg 1錠週1回を、エフメノカプセル 100mg 1カプセルと一緒に投与し、経過を観察している。卵胞ホルモン製剤と黄体ホルモン製剤を併用投与することにより、子宮体がんの発症リスクを減らすことができる。

エストラーナテープ 0.72mg 1枚を2日に1回で投薬開始し、血中 E_2 濃度の値を見ながら3日に1回投与、あるいはエストラーナテープを 0.36mg と 0.18mg の2枚を貼付し 0.54mg として使用する投薬で、徐々に減量し、同様に 0.36mg と 0.09mg の2枚を合わせて 0.45mg とし、0.36mg 1枚、0.18mg と 0.09mg の2枚で 0.27mg、0.18mg 1枚、0.09mg 1枚、エストラジオールより強度が弱いエストリール 1mg というように、卵胞ホルモン製剤は状況に合わせて漸減する。

現在、日本では、黄体ホルモン製剤の量にかかわらず子宮体がんのリスクを減少させることができ、かつ一番乳がん併発のリスクが少ないのは天然型黄体ホルモン製剤のエフメノカプセル 100mg であり、年齢にかかわらず、子宮のある人にはエストロゲン製剤に併用投与する[2)4)]。もしもエフメノカプセル 100mg が大きくて飲みにくい場合は、以前から使用されていたデュファストン 5mg 0.5錠か 0.25錠を併用する。デュファストン 5mg は食後いつ内服しても良いが、エフメノカプセル 100mg は食事の影響を受け作用が増強されるので、食後は避け就寝前に内服する。

持続療法の目標の E_2 濃度は 30～50pg/ml（通常の月経中卵胞期の値）で、FSH 濃度は 40～60mIU/ml を指標にすれば、大体 5 年間は乳がんや子宮体がんの発症リスクを減らせるが、不正性器出血や乳房緊満感などといった副作用の症状が出る場合は、さらに血中 E_2 濃度の数値が漸減するように、投与ホルモン量を減らす必要がある。血中 E_2 濃度が 20pg/ml もあれば膣はうるおい、性交痛が出ないので、HRT 開始から 5 年経過、または年齢が 55 歳以上の場合の指標の E_2 濃度は 20pg/ml で良いと考える。

2）間歇《かんけつ》療法（主に 40 代）

周期的に月経様出血（消退性出血）をおこす方法で、卵胞ホルモン製剤（E）と黄体ホルモン製剤（P）に時間差をつけて使用開始し、周期的に 2 剤を投与する（図 7）[1)2)4)]。

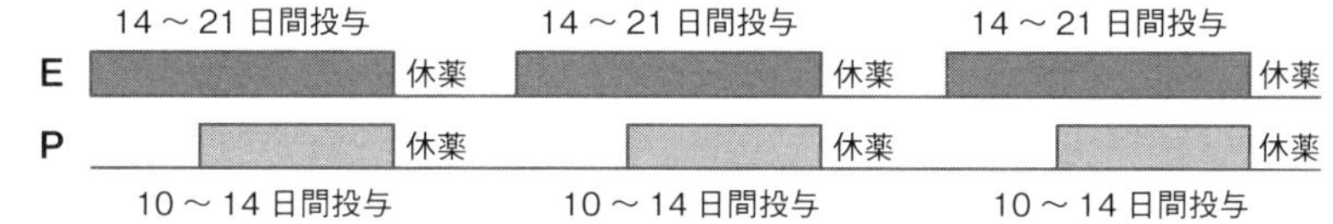

図7　間歇療法

【処方例】

2 日に 1 回でエストラーナテープ 0.72mg 貼付を、9 月の 1 日、3 日、5 日、7 日、9 日、11 日、13 日、15 日、17 日、19 日、21 日、23 日と 12 枚貼付し、11 日から 24 日までの 14 日間は、エフメノカプセル 100mg 2 カプセル（またはデュファストン 5mg 0.5 錠を使用）を連続内服した後、2 剤とも休薬、9 月の 27 日頃に月経様出血（消退性出血）をおこす。これを 1 クールとし、周期的に 10 月、11 月、12 月、1 月……と繰り返す。

〔解説〕

45歳以下で閉経状態の場合は、2日に1回でエストラーナテープ0.72mg貼付を、月の1日、3日、5日、7日、9日、11日、13日、15日、17日、19日、21日、23日（スタートは例えば9/21開始でも構わない。その場合9/21、9/23、9/25……10/13）と12枚貼付し、11日から24日まで（9/21スタートなら10/1から10/14まで）の14日間は、エフメノカプセル100mg 2カプセル（またはデュファストン5mg 0.5錠を使用）を連続内服した後、2剤とも休薬、投与後2～3日してその月の27日頃（10/17頃）に月経（消退性出血）をおこすことを1クールとし、これを周期的に1カ月に1回で繰り返す方法が一般的である。

早発閉経の場合、骨粗鬆症の発症に注意し、しっかり女性ホルモンを補充する必要がある。しかし、血中女性ホルモンE_2濃度やFSH濃度および、HRT経過年月などを考慮し、閉経年齢45歳以上（50歳未満）では、処方例のように投薬するものの、エストラーナテープ0.72mg貼付を10枚貼付に減量し、エフメノカプセル100mg 2カプセルもテープ貼付を開始した11日目から20日目まで10日間に減量して連続内服（またはデュファストン5mg 0.5錠使用）した後、2剤とも休薬、投与後2～3日し、月経様出血（消退性出血）をおこすのを1クールとする。

閉経年齢が45歳以下など、早い場合や45歳以上（50歳未満）でとくに無月経を希望しない限りは、間歇《かんけつ》療法によるHRTを施行する期間が長くなることが多い。そのため乳がんや子宮体がん、血栓症など重大な副作用の発現リスクが高くなるので、注意が必要である。間歇療法は、持続療法に比べて血中E_2濃度を高めに維持しないと、月経様出血（消退性出血）がおこってこない。また、閉経年齢45歳以上（50歳未満）でホットフラッシュなどの症状が改善しないようであれば、2日に1回でエストラーナテープ0.72mg 1枚投与を、適宜10枚以上14枚以下にし、黄体ホルモン製剤も10日から14日投与などと調整する。

乳がんや子宮体がんを発症しないよう、持続療法の目標のE_2濃度は30

〜50pg/ml（通常の月経中卵胞期の値）で、間歇療法の目標 E_2 濃度は 60〜80pg/ml 程度（2012 年頃に更年期医学参考書や学会講演会で勉強し、知り得た数値であるが、どの文献に載っていたか思い出せないので私見になる）、FSH 濃度は 40〜60mIU/ml で、血中 E_2 濃度が 100pg/ml を超えないように注意する必要がある。なお、エストロゲン製剤を、休薬する期間を作らずに連続して継続投与すると、黄体ホルモン製剤を間歇的に投薬しても、月経様出血（消退性出血）は実際にはおきないことを多く経験している。

閉経状態で更年期障害の症状が出て HRT を施行している最中に、脳下垂体や卵巣が刺激されたことにより、体が若返り（よみがえり）再度自然に月経が来だすこともある。これは、閉経前後の女性ホルモンが不安定な状態のためであり、この時期を「ゆらぎ」という。

ストレスや抑うつ状態で、血中ホルモン濃度が一時的に閉経様状態に移行しているだけの場合もある。自分自身で分泌する女性ホルモンが、それなりに出ていることに気づかずに、外からさらにホルモンを補充し続けると、不正性器出血がおこったり、下腹痛が出たり、乳房が強く張る感じ（乳房緊満感）が出たりする。これらは初期の子宮体がんや乳がん発症のサインでもあり、症状が出たら適宜、子宮がん検診や乳がん検診が必要である。そういったときは約 1 カ月ホルモン剤の投薬をやめて、自然月経が発来するかどうか経過観察する。血液検査で E_2 濃度と FSH 濃度を測定すれば、自然月経が来る状態か、閉経状態かがわかる。

HRT によって外部から投薬したホルモン剤は、休薬することにより、約 1 カ月あれば体からほぼ全部排出される。約 1 カ月後には、自分自身で分泌するホルモンがあれば、それだけになるため、その状態でまだ月経が自然に来るかどうか、「閉経状態」は、「血中 E_2 濃度：20pg/ml 以下かつ FSH：40mIU/ml 以上」をもって閉経後と判断する[2]と定義されていることを念頭におき、「ゆらぎ」との鑑別をしながら治療する必要がある。

3）エストロゲン単独持続療法（子宮がない場合）

子宮摘出術を受けて子宮がない場合で、卵胞ホルモン製剤（E）1剤だけを継続して使用する方法である（ET：estrogen therapy、図8）。

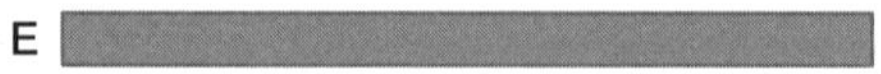

図8　エストロゲン単独持続療法

【処方例】

エストラーナテープ0.72mg貼付（下腹部または臀部に貼付）を2日に1回で投薬を持続する。

〔解説〕

年齢にかかわらず、子宮がないので子宮体がんになる心配はないが、乳がんになる可能性はある。そのため、乳房緊満感に気を付け、年齢などによる乳がんリスクも考えながら、ホルモン剤を投与する。黄体ホルモン製剤の併用は必要ない（黄体ホルモン製剤は子宮体がん抑制のために必要）。

エストラーナテープ0.72mg 1枚を2日に1回から開始し、血中E_2濃度の値を見ながら、3日に1回投与、あるいはエストラーナテープを0.36mgと0.18mgの2枚を貼付し合わせて0.54mgとして使用する。同様に0.36mgと0.09mgの2枚で0.45mg、0.36mg 1枚、0.18mgと0.09mgの2枚で0.27mg、0.18mg 1枚、0.09mg 1枚と漸減して使用するなどしながら、経過観察することを勧める。

4. 禁忌（使用してはいけない患者の条件）や効能・効果と使用上の注意

1) 卵胞ホルモン製剤（エストロゲン製剤）

【禁忌（次の患者には使用しないこと）】

①エストロゲン依存性悪性腫瘍（例えば乳がん、子宮内膜がん）およびその疑いのある患者（腫瘍の前がん状態あるいはがん化を促すことがある）、②乳がんの既往歴のある患者、③未治療の子宮内膜増殖症のある患者（子宮内膜増殖症は細胞異型を伴う場合がある）、④血栓性静脈炎や肺塞栓症のある患者、またはその既往歴のある患者（凝固因子を増加させ、血栓形成傾向を促進するとの報告あり）、⑤動脈性の血栓塞栓疾患（例えば、冠動脈性心疾患、脳卒中）またはその既往歴のある患者、⑥過敏症の既往歴のある患者、⑦妊婦または妊娠している可能性のある女性および授乳婦、⑧重篤な肝障害のある患者（代謝能が低下しており肝臓への負担が増加するため、症状が憎悪することがある）、⑨診断の確定していない異常性器出血のある患者（出血が子宮内膜がんの前がん状態あるいはがん化を促すことがある）[1)2)4)8)]。

＊主に、貼付剤（経皮吸収剤）エストラーナテープ１枚（E_2：エストラジオール：0.72mg、0.36mg、0.18mg、0.09mg 含有、エストロゲン製剤）4 種類について

（効能・効果）更年期障害および卵巣欠落症状、閉経後骨粗鬆症、性腺機能低下症、性腺摘出または原発性卵巣不全による低エストロゲン症

（注意）閉経後、骨粗鬆症に使用する場合、使用開始から１年後に骨密度を測定し、効果が認められない場合には使用を中止、治療変更を考慮する。性腺機能低下症、性腺摘出または原発性卵巣不全による低エストロゲン症の治療に使用する場合は、定期的に中止または漸減の判断を行い、最少量で治療を行う。子宮筋腫、子宮内膜症、乳がん家族素因の強い患者、

高血圧、心疾患、腎疾患、糖尿病、片頭痛、てんかん、肝障害、SLE（全身性エリテマトーデス）、術前または長期臥床状態の患者には慎重に投与を行う[8)]。

HRTを長期施行した女性では、乳がんになる危険性がHRTをしていない女性より高くなり、施行期間が長期になるに従って危険性が高くなるので、患者には危険性（リスク）と治療効果（ベネフィット）について十分な説明を行い、必要最小限のホルモン剤の使用にとどめ、漫然と長期使用を行わない。

使用前に病歴や家族歴を聞き、乳がん検診、子宮がん検診（超音波検査による子宮内膜厚の測定を含む）を行い、ホルモン剤の使用開始後は定期的に血圧測定、乳房および婦人科検診を行う。相互作用のある薬剤や併用に注意が必要な薬剤を、HRT施行前に患者が使用していないか確認する。

2）黄体ホルモン製剤（プロゲストーゲン製剤）

【禁忌（次の患者には使用しないこと）】

①黄体ホルモン製剤の成分に対し過敏症の既往歴のある患者、②診断未確定の性器出血のある患者（病因を見のがすおそれがある）、③重度の肝機能障害のある患者（代謝能が低下しており肝臓への負担が増加するため、症状が憎悪することがある）、④乳がんの既往歴または疑いがある患者（症状が悪化するおそれがある）、⑤生殖器がんの既往歴または疑いがある患者（症状が悪化するおそれがある）、⑥動脈または静脈の血栓塞栓症あるいは重度の血栓性静脈炎の患者または既往歴のある患者（症状が悪化するおそれがある）、⑦脳出血のある患者（症状が悪化するおそれがある）、⑧ポルフィリン症の患者（症状が悪化するおそれがある）[1)2)4)8)]。

＊主に、内服剤エフメノカプセル100mg/C（カプセル）1C（天然型プロゲステロン製剤）について

（効能・効果）更年期障害および卵巣欠落症状に対する卵胞ホルモン製剤

投与時の子宮内膜増殖症の発症抑制

（注意）子宮のない患者には投与しないこと。就寝前に経口投与する（食事の影響を避けるため食後の服用は避ける）。卵胞ホルモン製剤同様、使用前に病歴や家族歴を聞き、乳房および婦人科がん検診を行い、使用開始後は定期的に血圧測定、検診を行う。HRT の長期施行に注意し、必要最小限の使用にとどめる。また、HRT 施行前に患者の使用薬剤を確認し、併用に注意する。

服用で傾眠状態（眠気）や浮動性めまい（フワフワめまい）を引きおこすことがあり、自動車の運転等、危険を伴う機械の操作に従事する際は注意するよう患者に十分説明する。

また、服用には血栓症のリスクがあるので、次のような症状・状態があらわれた場合は直ちに投与を中止し、専門医師などに相談する（救急病院を受診する）よう、患者にはあらかじめ説明しておく。

・血栓症の初期症状：下肢の疼痛・浮腫、突然の呼吸困難、息切れ、胸痛、中枢神経症状（めまい、意識障害、四肢麻痺、しびれなど）、急性視力障害（急に目が見えにくくなる）など

・血栓症のリスクが高まる状態：体を動かせない状態、顕著な血圧上昇がみられた場合、脱水状態、睡眠不足や過労など

なお、投与を中止することで、不安、気分変化、発作感受性の増大を引きおこす可能性もあるので、注意するよう患者に十分説明する[8)]。

5. 副作用

1) 卵胞ホルモン製剤（エストロゲン製剤）

重大な副作用

(1) アナフィラキシー（アレルギー）：じんましん（皮膚症状）や唇の腫

れ（粘膜症状）、クシャミ、息切れ（呼吸器症状）など。血圧が低下し、ショック症状にまで変化することがある[8)]。異常が認められた場合は直ちに使用を中止し、適切な処置を行う（抗アレルギー剤やステロイド剤投与、状態によっては救急病院を紹介し、点滴などを行う）。

⑵ 静脈血栓塞栓症、血栓性静脈炎：下肢の疼痛・浮腫、胸痛、突然の息切れ、急性視力障害等の初期症状が認められた場合は使用を中止し、適切な処置を行う[8)]。また、患者に対しても、異常が認められた場合は直ちに医師に相談するよう、あらかじめ説明する（場合により救急病院を受診するよう説明しておく）。

⑶ 乳がん：「閉経後女性の英国における疫学調査（Million Women Study〈MWS〉）」で、何も治療していない対照群に対して乳がんになる危険性は2倍と有意差があり、5年未満の使用で1.74倍、5年以上10年未満の使用で2.17倍、10年以上使用で2.31倍へと、HRT施行期間が長くなるほど乳がんになる危険性が高まるという報告がある[8)9)]。

一般的な主な副作用

乳房緊満感、帯下《たいげ》、子宮出血などで、貼付部位の皮膚症状では紅斑《こうはん》、掻《そう》痒《よう》などがある。大量継続投与で体液の貯留（浮腫）や、長期連用投与でまれに血栓症がおこる報告があるので、副作用には注意が必要である[1)2)4)8)]。

その他

子宮内膜がんの危険性は、黄体ホルモン製剤（エフメノカプセル）の併用により抑えられる。

冠動脈性心疾患の危険性、脳卒中の危険性、認知症の危険性、卵巣がんの危険性、胆嚢《たんのう》疾患の危険性などについて、結合型エストロゲン・黄体ホルモン配合剤投与群と対照群で米国の閉経後女性を対象とした無作為臨床試験「Women's Health Initiative（WHI）」[2)10)]の結果報告や、英国における疫学調査「Million Women Study（MWS）」[2)9)]の結果報告があり、念頭におく。

2）黄体ホルモン製剤（プロゲストーゲン製剤）

重大な副作用

(1) 血栓症（頻度不明）：心筋梗塞、脳血管障害、動脈または静脈の血栓塞栓症（静脈血栓塞栓症または肺塞栓症）、血栓性静脈炎、網膜血栓症があらわれた報告がある[2)4)8)]。

(2) 乳がん：米国における WHI の結果、結合型エストロゲン・黄体ホルモン配合剤投与群では、対照群に対して乳がんになる危険性は 1.24 倍と高くなる報告があるが、子宮摘出者の結合型エストロゲン単独投与群では有意差はない（0.8 倍）との報告がある[8)10)]。英国の MWS では、HRT 1 年未満の使用で 1.45 倍、5 年未満の使用で 1.74 倍、5 年以上 10 年未満の使用で 2.17 倍、10 年以上使用で 2.31 倍へと、HRT 施行期間が長くなるほど乳がんになる危険性が高まるという報告がある[8)9)]。

特定の背景を有する患者に関する注意

合併症・既往歴などのある患者、てんかん、またはその既往歴のある患者（副腎皮質ホルモン様作用により病態に影響を及ぼすおそれがある）、うつ病またはその既往歴のある患者（注意深く観察し、症状の悪化を認めた場合は投与を中止するなど注意すること。副腎皮質ホルモン様作用により病態に影響を及ぼすおそれがある）、片頭痛、喘息またはその既往歴のある患者（病態に影響を及ぼすおそれがある）、心機能障害のある患者（体液貯留を引きおこすおそれがある）、糖尿病の患者（糖尿病の病態が悪化するおそれがある）、乳がんの家族素因が強い患者、乳房結節のある患者、乳腺症または乳房レントゲン像に異常がみられた患者（症状が悪化するおそれがある）、術前または長期臥床状態の患者（血液凝固能が亢進《こうしん》され、心血管系の副作用の危険性が高くなることがある）、腎機能障害患者（体液貯留を引きおこすおそれがある）、肝機能障害患者、重度の肝機能障害のある患者（投与しないこと。

作用が増強されるおそれがある）、中等度以下の肝機能障害のある患者（作用が増強されるおそれがある）、授乳婦（治療上の有益性および母乳栄養の有益性を考慮し、授乳の継続または中止を検討すること。母乳中に移行することがある）に使用する際には注意する[8]。

一般的な主な副作用

不正子宮出血、乳房緊満感（乳房不快感）、乳房痛、膣分泌物（帯下）、外陰膣掻痒感、浮腫、めまい、下腹痛、腹部不快感などで、貼付部位の皮膚症状では紅斑《こうはん》、湿疹、掻痒感などがある。大量継続投与で体液の貯留（浮腫）や、長期連用投与でまれに血栓症がおこる報告があるので、副作用には注意が必要である[1)2)4)8]。

その他

子宮内膜がんの危険性は、黄体ホルモン製剤（エフメノカプセル）の併用により抑えられる。

冠動脈性心疾患の危険性、脳卒中の危険性、認知症の危険性、卵巣がんの危険性、胆嚢疾患の危険性などについて、結合型エストロゲン・黄体ホルモン配合剤投与群と対照群で米国の閉経後女性を対象とした無作為臨床試験「Women's Health Initiative（WHI）」[2)10)]の結果報告や、英国における疫学調査「Million Women Study（MWS）」[2)9)]の結果報告があり、念頭におく[8]。

第 3 章

漢方療法

1. 漢方療法とは

漢方療法は、中国で発祥し形成された伝統医学の中医学と、日本、韓国、ベトナムを含む東南アジア等周辺諸国で発達、変化した伝統医学すべてを指す。漢（紀元前202〜後220年）の時代に『黄帝内経《こうていだいけい》』『神農本草経《しんのうほんぞうきょう》』『傷寒雑病論《しょうかんざつびょうろん》』（『傷寒論《しょうかんろん》』と『金匱要略《きんきようりゃく》』）の古代中国の医書が成立した（三大古典の成立）。

日本では、江戸中期頃まで漢方のみが医療で、伝統医療であった。漢方療法は、未病の段階で効果を発揮するといわれ、長所としては知名度が高く、副作用が少なく、種類が豊富で、1剤で複数の生薬を含み、幅広い対応が可能である。短所は効果のエビデンス（なぜ効くのか）が少なく、どの漢方薬を選択するかの「証《しょう》」の問題や、8〜12週間の長期服用が必要で切れ味が悪く、飲みにくいといった点がある。

未病とは、半健康状態をいう。病気ではないが健康でもない状態で、①自覚症状はないが、検査結果に異常がある状態と、②自覚症状はあるが、検査結果に異常がない状態のことで、①も②も見過ごすと後に病気（大病）になるため、適切な医療介入を行うことが未病の治療となる[11)12)13)]。

漢方医学は根底に中国古代思想の「陰陽五行（論）」（森羅万象の物事を縦横のように陰と陽にわけ、東西南北・中央の五部を取り入れて認識する考え方）があり、「証」を軸に、「八綱弁証《はっこうべんしょう》」「気血水《きけつすい》概念」「五臓六腑論」「三陰三陽」などを用いた証診断を行い、総合的な病態判断をしなければならない。その上「内因、外因、不内外因、七情六淫《しちじょうりくいん》」などの思考プロセスを要求され、「証」は抽象的でとらえにくい[11)12)]。

2.「証」診断による病態判断

「証」とは、人をいろいろな見方をして得た情報を整理し、総合的な判断で決定されるもので、漢方医学的病態あるいは漢方医学的診断が「証」である。「証」とは、西洋医学では解決が困難な病態を、虚実や寒熱、気血水、五臓六腑論で説明するために、病者の訴え、状態、病態から考える漢方の概念である。「証」診断は、目に見えず数値化もできないため、医師個人の知識の深さや経験量に、その基準が左右される。

漢方は診察し、「証」をもとに治療しながら病名の診断へとたどりつく。西洋医学は診察し、病名を診断してから治療する。

治療からみた比較では、西洋医学では採血や検査を施行し、画像診断などをもとに異常を発見、診断して「病気」を治療する。一方、漢方医学では、五感を駆使して、生体の歪みや、どこに問題をかかえているかを見出すアプローチが「証」診断であり、気血水、五臓六腑の調和の乱れなどの「証」を発見し、中庸《ちゅうよう》に戻して「病人」を治療する。漢方療法では「証」が重要で、これが漢方の大きな特徴である[11)12)]。

元気いっぱいの若者が風邪をひいた場合と、今にも倒れそうな高齢者が風邪をひいた場合に、同じ治療法ではいけない。その人らしさに合わせた治療が必要である。同じ更年期障害でも、肩こりが気になる人もいれば、気持ちの落ち込みが気になる人もいて、それぞれの治療法は異なる。

3.「証」診断の方法（全体「証」と身体「証」）

患者全体の状態を八綱弁証で把握し、全体「証」をとらえる。次に、患者を診察し、話を聞き、声や臭いを感じ、目で見て、触って、身体「証」をつかむ。

1）全体「証」

「八綱弁証」：

身体機能全体の特徴を示すもので、八綱には「虚実寒熱表裏陰陽」がある。また、弁証とは「証」を診断するプロセスのことである。

八綱弁証で「証」を表すと、以下のようになる。

「虚証」：体力がない、抵抗力が弱い、筋力がない、存在感が薄い、症状は弱いが長く続く（慢性化）

「実証」：体力がある、抵抗力が強い、筋力が充実、存在感がある、症状は激しい

「寒証」：四肢が冷えると体調が悪い、顔は青白い、下痢、軟便ぎみ、温かいものを好む

「熱証」：上半身がのぼせ、手がほてる、顔が紅潮、便秘がち、冷たいものを好む

「表証」：脈浮、悪寒、咳嗽《がいそう》、発熱、急性熱性疾患初期

「裏証」：脈沈、高熱、口渇、慢性病や不定愁訴

「陰証」：エネルギー不足

「陽証」：（陽の）エネルギー過剰

なかでも有名な「証」は、「寒証、熱証」「虚証、実証」「陰証、陽証」である。

例）

・夏でも釜揚げうどん、食後にホットコーヒー…寒証、陰証

・冬でもTシャツ、冷えた生ビールに冷やソーメン…熱証、陽証

・夏、冷房が苦手（すぐに足が冷たくなって調子が悪くなる）…寒証

・冬、皆で鍋料理（すぐに汗がダラダラ出てきて冷たいお茶をガブ飲み）…熱証

「実証」タイプ：漢方治療では症状を鎮める漢方薬を処方する。

「虚証」タイプ：体の機能の落ち込みを補い、体力や抵抗力を高める漢方薬を処方する。

2）身体「証」

身体「証」は、まず診察することで特定する[12)13)]。

①望診（視診）で、動作、目力の強さ、皮膚の色、声のトーン、話し方、顔つきなどを診る。

②聞診で、嗅覚・聴覚の情報を得る。

③問診で、病者の言葉から「証」を見つける。

例えば、目の下にクマがあれば「瘀血《おけつ》証」

・舌（診）で「証」は、色や性状で特定する。

淡白色：「寒証」、紅色：「熱証」、紫色：「瘀血証」

舌《ぜつ》下《か》静脈《じょうみゃく》怒張《どちょう》（舌の裏側に走る2本の静脈の怒張）：「瘀血証」（図9a）など

舌苔《ぜったい》厚い：舌がボテッとして歯圧痕《しあつこん》（舌の淵に歯の圧迫によるくぼみ）がある：「水毒《すいどく》証（水滞《すいたい》証）」（図9b）

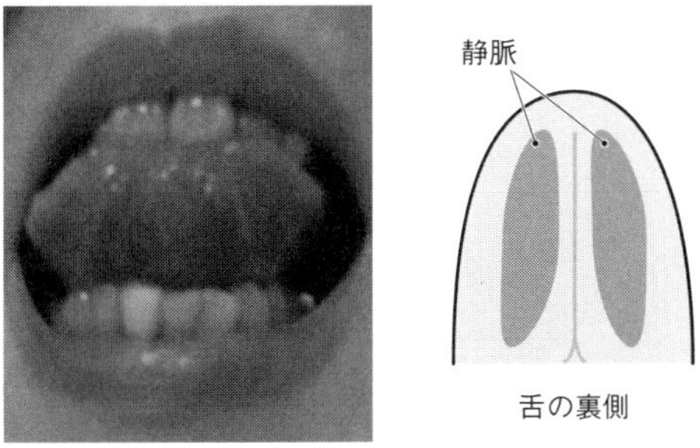

図9a　舌下静脈怒張：「瘀血証」

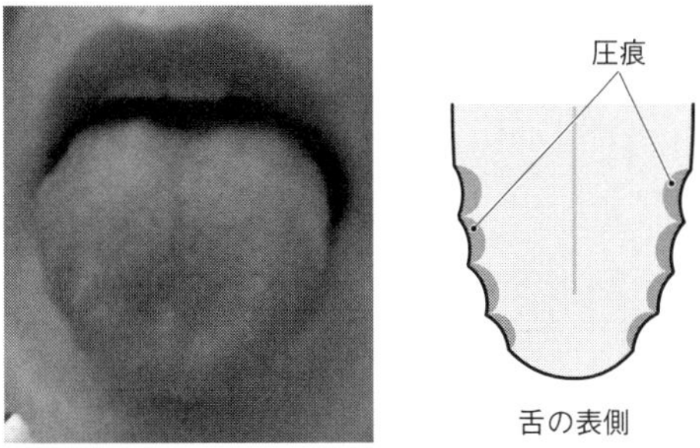

図9b　歯圧痕：「水毒証（水滞証）」

まずは舌を診察し、水毒（水滞）があるかどうかと瘀血があるかどうかをみる。更年期女性の大半にある所見なので、診断の大きな助けになり、漢方薬の処方を選ぶときの参考になる。

瘀血《おけつ》とは、主として婦人科疾患、出血性疾患などにおこり、静脈系のうっ血、出血などに関連した症候群をいう。水毒《すいどく》・水滞《すいたい》とは、内臓が浮腫《ふしゅ》を来し、硬い歯の圧迫によりくぼみが舌端にできる（歯圧痕《しあつこん》）状態や、舌の厚みが分厚くなる状態をいい、浮腫、めまい、体が重く痛い、あるいは下痢をするなどの症状が目安となる。体内の血液以外の液体成分が偏在（排泄液や分泌液の過少・過多）する状態を、水毒の状態という。瘀血と水毒・水滞は漢方の一概念である。

④切診《せつしん》（触診）で、脈診、腹診を行う。

・脈（診）で「証」は、左右の手首の橈骨茎状突起《とうこつけいじょうとっき》の近位部で、橈骨動脈に３カ所（示指、中指、薬指）をあてて拍動の性質を判断し、五臓六腑の異常を診断する。「脈をみる」のと同義語で、弱・中・強の３段階の強さで押さえ、深浅、強弱、硬軟、大小、速度などを判断する。

浮脈：指を軽くあてただけで触れる。

沈脈：ぐっと押さえ込まないと触れにくい。

実脈：力強く、充実している感じがする。

虚脈：力がなく、弱々しい感じがする。

・腹（診）で「証」は、腹力がしっかりしているか、弱々しいかを特定する。

心窩部《しんかぶ》圧痛：心下痞硬《しんかひこう》

胃内停水音（振水音《しんすいおん》）：水毒

臍傍圧痛《せいぼうあつつう》：瘀血

胸脇苦満《きょうきょうくまん》：季肋部《きろく》の抵抗鈍痛など

心下痞硬は、手をみぞおちにあてて少し腹壁を圧迫し、つかえの感覚が生じるものをいう。「人参《にんじん》証」や「瀉心湯《しゃしんとう》証」を示す「腹証」とされる。

心窩部の振水音は、みぞおちのやや下を軽く叩いたときに、ポチャポチャとか、ポコンポコンという水の貯留音があれば、胃内停水音の「腹証」が存在し、水毒をあらわす。

臍の頭側、足側、左右1.5〜2cmの位置（2横指）にある圧痛を臍傍圧痛といい、瘀血は、この圧痛のある場合をいう。示指を腹に対して直角に立てて、ゆっくり臍の周囲の腹壁に押し込む（図10）。瘀血がある場合は圧痛があり、駆瘀血剤《くおけつざい》を選択する根拠になる。

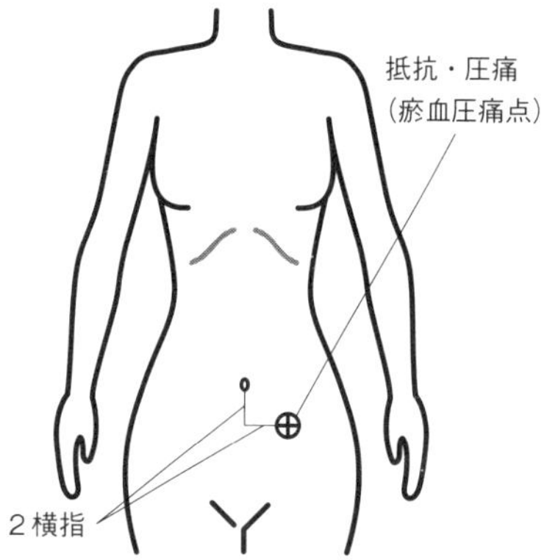

図10　臍傍圧痛：「瘀血証」

胸脇苦満の診断は、患者に仰臥位でまっすぐに足を伸ばした姿勢をしてもらい、患者の左に立ち両手3本の指をそろえて、ゆっくりと肋骨弓下に滑りこませる。苦悶表情や身体の反射的な動きがあれば、胸脇苦満の「腹証」がある。「軽い痛みがあるか」と聞き、「あり」であれば、それも胸脇苦満の「腹証」である。

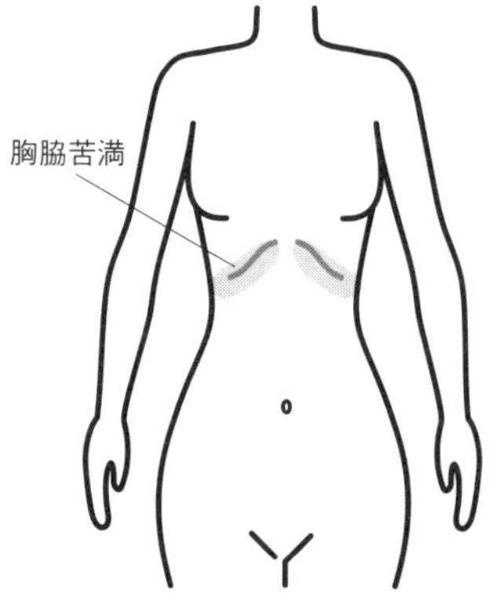

図11　胸脇苦満：「柴胡証」

精神的ストレスと関係した胸脇苦満が、柴胡《さいこ》剤を処方する目安となる。胸脇苦満とは、心窩部から季肋部にかけて苦満感を訴え、抵抗・圧痛の認められる症状をいい、精神的なストレスや不安、憂うつ、不眠と関係している（図11）[12)13)14)]。

和漢方（日本）は、舌診、脈診、腹診で「証」を診断する。

中医学は、舌診、脈診で「証」を診断するが、脈診は、難しい。しかし、「虚脈、実脈」がわかれば、「実証」と「虚証」の違いが判明し、舌診と腹診で瘀血と水毒、さらに胸脇苦満の有無がわかれば、更年期障害における漢方薬処方の幅がかなり広がると考える[11)12)13)]。

4. 漢方の威力、魅力

漢方医療では、ひとりひとりの病状や時間の経過による病状の変化にあわせた治療を行う。西洋医学との融合や、西洋医学の限界を見極め、漢方への切り替えなどで、患者を治す医療を実践する。

漢方の診断には漢方医学理論（気血水仮想病態概念、五臓六腑理論、六病位理論、八綱弁証、治則《ちそく》八法、方証相対ほか）[11)12)13)]が必要であるが、全部が全部、わかっていなくても大丈夫である。

気血水の概念では、血液が滞った病態を「瘀血」といい、ほてりや月経痛といった症状が出る。貧血の病態を「血虚」という。めまいや浮腫《ふしゅ》の病態を「水毒（水滞）」といい、「気」の異常な病態を「気逆」「気滞」「気虚」といい、以下の症状が出る。

〈気血水の病態と代表的症状〉

- 瘀血：のぼせ、ほてり、便秘、月経痛、月経前症候群（PMS）
- 血虚：貧血、出血・漏血による疲労感・倦怠感
- 水毒（水滞）：めまい、動悸、ふわふわ感、下痢、吐き気、浮腫
- 気逆：焦燥感、不安感、手掌の汗
- 気滞：喉の違和感、思考のつかえ
- 気虚：疲労倦怠感、根気が続かない、食欲低下

5. 漢方薬の投与の仕方

全体「証」と身体「証」から、八綱弁証や気血水の概念などを用いて漢方薬を選び投薬する。食前、食間に内服するよう指導するが、実際は食後に内服しても効果はそれなりにある。食前に飲み忘れたといって飲まないままでいるよりは、食後でも毎日飲んだほうが効果は期待できるため、食後であっても内服するよう指導している。

漢方薬の基本は、急性熱性疾患の治療における即効性で、通常は分単位で効果が発現する。30分経過しても効果がなければ、治療の誤りを疑う。できるだけ1剤で合わせる。飲みやすいという訴えも1つの効果である。

慢性疾患においては、一般に1〜2週間ほど服用し、効果がなければ、治療不適切とする。苦い、飲みにくいといわれたら、無理強いせず変更する。2〜3カ月内服し、体質を改善する。

治療継続期間は、病態の軽快が確認されれば、急性疾患なら即時治療を終了する。慢性疾患では、治癒（寛解）してから、1〜2年間、継続治療することもあれば、それ以上、投薬継続することもある。一般論として、「証」が残存していれば治療の対象となる。

妊婦、産婦、授乳婦への投与は、安全性が確立していないので、治療上の有益性が危険性を上回るとされる場合のみに投与する。原則、妊娠12週未満には使用しないほうが無難である。

処方にあたって、体質・症状によりタイプを診断し、体に合わせた漢方薬を処方する。

例えば、更年期不定愁訴の各症状は「気」「血」「水」の乱れが原因と考えられる。症状をチェックしてタイプを診断することで、治療の目安とする[11][12][13]。

表5　気血水のバランス

主な症状・所見	気血水のバランス		
のぼせ、冷え、頭痛、動悸 （一般的な更年期不定愁訴）	気	上衝 （気逆）	「気」が上半身に上がった病態
不安、抑うつ、焦燥、頭痛、めまい、のぼせ、不眠 （咽喉頭部の不快感や、ものがつまった感じ）		気滞 （気うつ）	「気」がうっ滞した病態
易疲労、食欲不振、神経過敏、不安、無気力 （全身的には元気がない感じ）		気虚	「気」そのものが少なくなり、活発性が失われている病態
のぼせ、冷え、頭痛・頭重感、肩こり、後頭部緊張、不眠、動悸、月経異常、便秘	血	瘀血	血液が非生理的に滞った病態
めまい、気力低下、耳鳴り、月経異常		血虚	いわゆる貧血あるいは免疫系の機能が低下した病態
浮腫、めまい、耳鳴り、頭痛・頭重感、肩こり、関節痛、悪心・嘔吐、動悸、息切れ、口渇、多尿、乏尿《ぼうにょう》、鼻汁	水	水毒 （水滞）	体内の非循環水成分が偏在した病態 （排泄液や分泌液の過多・過少）

出典：後山尚久監修：更年期障害のタイプ診断、三原医学社、2008 年を基に筆者作成

同じ「のぼせ」症状でも、漢方では処方が異なることがある。西洋医学では同じ症状ととらえる「のぼせ」でも、その背景には「気逆」あるいは「瘀血」という異なる病態が存在する場合があり、漢方ではいくつかの患者情報を統合し、病態を把握して処方する。「証」で投与する患者をわけると図 12 のようになる。

一般的な女性の「虚証」には当帰芍薬散《とうきしやくやくさん》、「実証」には桂枝茯苓丸《けいしぶくりようがん》、「中間証」には加味逍遙散《かみしようようさん》を処方する。中間証は、虚証と実証の間の状態であるが虚証に近いと考える。婦人科でとくに漢方治療が有効な疾患は、月経異常（月経不順）、月経痛（月経困難症）、月経前症候群（PMS）、更年期障害、冷え症、不妊症である[11][12][13]。

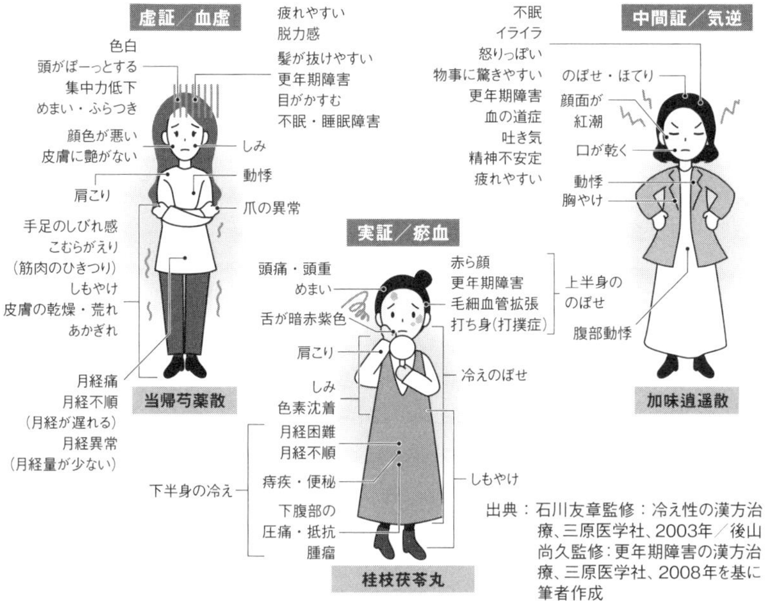

図12 「虚証・実証」別処方タイプ

6. 婦人科疾患に適した漢方療法

1) 月経異常（月経不順）

月経周期は、通常25〜38日で、規則的であれば正常範囲とされる。この日数を逸脱すれば、月経異常（月経不順）と診断される。無排卵性の場合、妊孕性《にんようせい》が危ぶまれるため、若年者や挙児希望者では血液検査や医療介入が必要であるが、周閉経期（更年期）の女性では、無排卵性月経は一般的であり、漢方治療を施行しても効果の弱いことが多い。

排卵障害である無月経や、月経周期が短縮する排卵性月経異常は、不妊症の要因であるが、漢方治療で体質改善し、経過良好となりうる。精神的ストレスで周期的なホルモンバランスが崩れ、月経不順、無月経となることもあり、ストレスを軽減するような医療面接を心がける必要がある[1)2)11)13)]。

月経異常（月経不順）では、当帰芍薬散、桂枝茯苓丸は効果があり、精神的負担による月経不順には加味逍遥散が、ストレスやダイエットに伴う続発性無月経には、温経湯《うんけいとう》や柴苓湯《さいれいとう》が効果的である[11)12)13)14)]。

◎当帰《とうき》芍薬散《しゃくやくさん》

効能：排卵性月経不順、黄体機能不全（月経周期が短縮する、排卵性月経周期異常）、更年期障害、貧血、浮腫《ふしゅ》（水毒）、月経痛、不妊症、動悸

対象：（当芍美人という言葉があるくらい）華奢《きゃしゃ》、筋肉が軟弱で疲労しやすい女性、なで肩、色白でやせ型、冷えが強い

投与法：7.5g（分 3 前、ツムラ　エキス顆粒）/ 日（1 日に 1 回 1 包 2.5g を朝食前、昼食前、夕食前の 3 回に分けて 7.5g を内服する）× 28〜84 日分

「虚証」、駆瘀血《くおけつ》剤、利水《りすい》剤

構成生薬：当帰《とうき》、芍薬《しゃくやく》、白朮《びゃくじゅつ》、川芎《せんきゅう》、茯苓《ぶくりょう》、沢瀉《たくしゃ》

出典：金匱要略《きんきようりゃく》

◎桂枝茯苓丸《けいしぶくりょうがん》

効能：月経過多、過長月経、月経不順、下半身冷え、更年期障害（頭痛、肩こり、のぼせ、めまいなど）、月経痛（月経困難症）、子宮内膜症、子宮内膜炎、下腹痛

対象：体格はしっかりしていて赤ら顔が多い。腹部が大体充実し、下腹部に抵抗のある女性

投与法：7.5g（分 3 前）/ 日 × 28〜84 日分

「実証」、駆瘀血剤

構成生薬：桂枝《けいし》、芍薬、桃仁《とうにん》、茯苓、牡丹皮《ぼたんぴ》

出典：金匱要略

◎加《か》味《み》逍遙《しようよう》散《さん》

効能：月経不順、更年期障害、不定愁訴、下肢の冷え、月経痛、精神不安、不眠、便秘、虚弱体質

対象：比較的体質は虚弱で肩がこり、疲れやすく、精神不安などの症状や便秘傾向のある、不定愁訴の多い女性、夫や子どもなど周囲にイライラして八つ当たりしてしまう女性

投与法：7.5g（分3前）/日×28〜84日分

「虚証」、駆瘀血剤、柴胡剤

構成生薬：柴胡《さいこ》、当帰、芍薬、白朮、茯苓、山梔子《さんしし》、牡丹皮、生姜《しようきよう》、薄《はつ》荷《か》、甘草《かんぞう》

出典：和剤局方《わざいきよくほう》

◎温経湯《うんけいとう》

効能：続発性無月経、多のう胞性卵巣症候群（polycystic ovary syndrome：PCOS）、排卵障害、月経不順、下半身の冷え、口唇乾燥、摂食障害（ダイエット）、不眠、月経痛、神経症、不妊症、湿疹、性器出血、更年期障害

対象：不正性器出血、月経異常がある女性、月経過多、過長月経（乳がんなどでホルモン剤を使用できない場合）、比較的若い人、元気が衰え、下半身（腰）は冷えながら手足のほてりがある、唇が乾く女性（気虚・血虚がある）

（当帰芍薬散や桂枝茯苓丸と止血剤で効果が弱い場合に使用することが多い）

投与法：7.5g（分3前）/日×28〜84日分

「虚証」、駆瘀血剤

構成生薬：当帰、芍薬、川芎、桂皮、牡丹皮、生姜、半夏《はんげ》、呉茱萸《ごしゆゆ》、麦門《ばくもん》冬《どう》、人参《にんじん》、阿膠《あきよう》、甘草

出典：金匱要略

◎柴苓湯《さいれいとう》

効能：続発性無月経、多のう胞性卵巣症候群（PCOS）、視床下部性排卵障害、月経不順、浮腫《ふしゅ》、吐き気、食欲不振、喉の渇き、排尿が少ない、不安、ストレス、暑気あたり、急性胃腸炎、下痢

対象：体力中等度、不安・ストレスがある（肝気鬱結《かんきうつけつ》）女性、むくみ（水毒）がある女性、口渇や吐き気（水毒）がある女性、冷えはない

（温経湯で効果が弱い場合に使用）

投与法：9.0g（分3前）/日×28～84日分

「虚証」、柴胡剤

構成生薬：柴胡、沢瀉、半夏、黄芩《おうごん》、白朮、大棗《たいそう》、猪苓《ちょれい》、人参、茯苓、甘草、桂枝、生姜

出典：世医得効方《せいいとくこうほう》

◎温清飲《うんせいいん》※1

効能：皮膚の乾燥、のぼせ、月経不順、月経痛、血の道症※2、口腔粘膜潰瘍、更年期障害、性器出血、神経症

対象：子宮出血や月経過多で出血の多い女性（乳がんなどでホルモン剤を使用できない場合の更年期女性）、皮膚の色つやが悪く皮膚が乾燥する女性、口内炎ができやすい女性

（当帰芍薬散や桂枝茯苓丸と止血剤で効果が弱い場合に使用することが多い）

投与法：7.5g（分3前）/日×28～84日分

「虚証」

構成生薬：地黄《じおう》、当帰、芍薬、川芎、黄連《おうれん》、黄芩、黄柏《おうばく》、山梔子

出典：万病回春《まんびょうかいしゅん》

※1　温清飲：四物湯＋黄連解毒湯

※2　血の道症：更年期障害、月経困難症、月経不順、月経前症候群等を幅広く含む総称

◎芎帰膠艾湯《きゅうききょうがいとう》

効能：子宮出血、痔出血、血尿、めまい、貧血、四肢冷感、脱力感

対象：子宮出血や月経過多で出血が長びいて貧血やめまい、手足の冷えが出る女性（乳がんなどでホルモン剤を使用できない場合）、体力が低下した人

（当帰芍薬散や桂枝茯苓丸と止血剤で効果が弱い場合に使用することが多い）

投与法：9.0g（分3前）／日×28～84日分

「虚証」

構成生薬：地黄、当帰、芍薬、川芎、甘草、艾葉《がいよう》、阿膠

出典：金匱要略

2）月経痛（月経困難症）

月経困難症は、強い子宮収縮に伴う月経痛が代表的な症状であるが、月経随伴症的症状すべてをさす用語で、月経中の頭痛、腹部膨満感、あるいは吐き気、脱力感などを強く訴え、日常生活に支障を来すこともある。原因として、子宮筋腫、子宮内膜症、子宮腺筋症が大半を占め、器質的疾患としてあげられる[1)2)]。

器質的月経困難症の場合、ピル（ヤーズ、ルナベルLD、ジェミーナなど）の保険適用となり、40歳以下の場合は漢方薬で、効果が弱ければ西洋医薬に切り替えるか併用する。子宮の形の変形や、子宮が後ろに傾いているための月経痛（機能性月経困難症）とは鑑別が必要であるが、漢方薬処方については鑑別する必要はない。

月経困難症では、過多月経を伴うような月経痛に桂枝茯苓丸が効果的で、クラシエでは錠剤があり投薬しやすい（10～20代の若い女性は、当帰芍薬散が効果的であることが多くオースギで錠剤がある）[11)12)13)14)]。

◎桂枝茯苓丸《けいしぶくりようがん》（前述参照）

効能：月経痛（月経困難症）、頭痛、腹部膨満感、足が冷える、子宮筋腫、子宮内膜症（腺筋症）、器質性月経痛、子宮内膜炎、腹膜炎、痔疾患、打撲症

対象：体格はしっかりしていて赤ら顔が多い。腹部が充実し、下腹部に抵抗のある女性（月経不順、月経異常、月経前症候群、更年期障害にも効果がある）

◎当帰芍薬散《とうきしやくやくさん》（前述参照）

効能：月経痛、頭痛、頭重、めまい、貧血、全身倦怠感、浮腫、冷え症（10～20代の女性の機能性月経痛に効果的）

対象：色白でやせ型、なで肩、筋肉が軟弱で疲労しやすい女性（月経不順、月経異常、月経前症候群にも効果がある）

◎芍薬甘草湯《しやくやくかんぞうとう》

効能：痛み止め、急におこる筋肉収縮や痙攣《けいれん》性痛みを止める（四肢のひきつれ）

対象：痛みのある人

投与法：2.5g/回、屯用、1日3回までとする。即効性があり5～10分程度で効果を現す特殊な漢方薬。長期内服は甘草の副作用に注意が必要。

「虚証」

構成生薬：甘草、芍薬

出典：傷寒論

3）月経前症候群（premenstrual syndrome：PMS）

月経前だけ精神・身体的症状を呈する疾患である。月経前3～10日の間、継続する精神的あるいは身体的症状で、月経発来とともに減退ないし

消失するものと定義されている[1,2]。気分の落ち込みや、イライラして怒りっぽくなったり、憂うつになり涙が出たりといった精神的症状や、眠気、だるさ、頭重感や吐き気といった身体的症状が、月経前3〜10日間だけ出現する。重篤なタイプは月経前不快気分障害（premenstrual dysphoric disorder：PMDD）といい、月経前に別人のようにイライラする人には、とくに桃核承《とうかくじょう》気湯《きとう》が効果的である。

◎桃核承《とうかくじょう》気湯《きとう》

効能：攻撃的、イライラ、怒りやすい、別人のような言動、便秘、月経時や産後の強い精神不安、周期的精神症状、肩こり、のぼせ、腰痛、足の冷え、月経不順、月経痛（月経困難症）、高血圧の随伴症状（頭痛、めまい、耳鳴り）

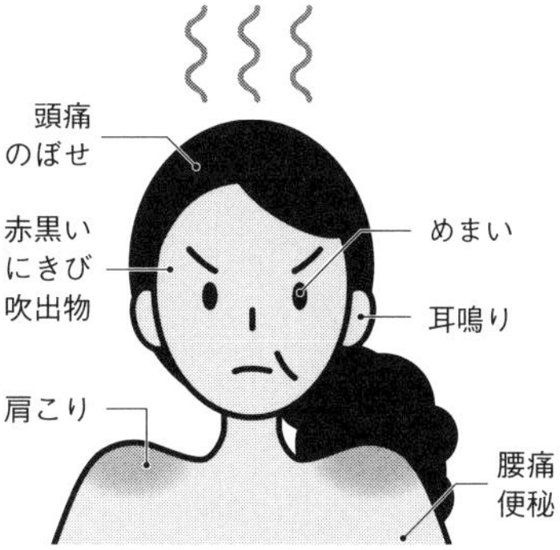

図13　桃核承気湯が適する人

対象：比較的体力があり、のぼせて便秘しがちな女性

（月経不順、月経痛、更年期障害にも効果がある、図13）

投与法：7.5g（分3前）/日×11日分（×3カ月分）月経10日前〜月経1日目まで処方を繰り返す

「実証」、駆瘀血剤

構成生薬：桃仁《とうにん》、桂枝、大黄《だいおう》、甘草、芒硝《ぼうしょう》

出典：傷寒論

小腹急結《しょうふくきゅうけつ》は「瘀血証」の代表的腹証所見である。下腹部を漢方では小腹と呼ぶ。臍と左の上前腸骨棘《じょうぜんちょうこつきょく》を結ぶ線を正確にひき、3等分し、臍側1/3の部位に中指を皮膚に直角に立てて押さえこむ。指がわずか1cm 嵌《かん》

入《にゅう》した程度で強い圧痛を訴えたり、患者が顔をしかめたりすれば、小腹急結の「腹証」（図 14）で、はっきりとした小腹急結は桃核承気湯の「証」である[11)12)13)14)]。

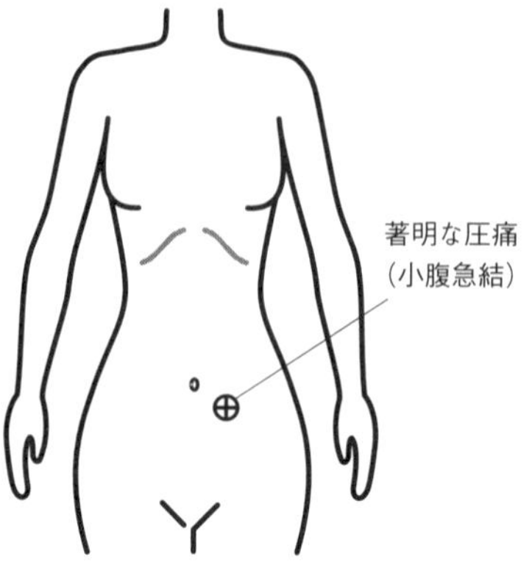

図14　小腹急結：「瘀血証」

◎桂枝茯苓丸《けいしぶくりょうがん》（前述参照）

効能：頭痛、めまい、気力低下、下腹痛、強い身体症状
（月経不順、月経異常、月経痛、更年期障害にも効果がある）

対象：体格はしっかりしていて赤ら顔が多い。腹部が大体充実し、下腹部に抵抗のある女性

◎加味逍遥散《かみしょうようさん》（前述参照）

効能：不眠、精神症状、強い身体症状
（月経不順、月経痛、更年期障害にも効果がある）

対象：体質虚弱で肩がこり、疲れやすく、精神不安などの症状や便秘傾向のある不定愁訴の多い女性

月経前症候群（PMS）には、上記漢方薬が主に効果的であるが、その他、当帰芍薬散や温経湯が効果的な場合もある。また、半夏厚朴湯《はんげこうぼくとう》や抑肝散《よくかんさん》、抑肝散加陳皮半夏《よくかんさんかちんぴはんげ》などの、精神症状に効果のある漢方薬を組み合わせる（合計で 2 剤までにとどめる）こともある。組み合わせる場合、生薬の甘草《かんぞう》が含まれる 2 剤であれば、甘草の量が 1.5g/ 日をできるだけ超えないようにし、肝機能障害の副作用が出ないように気を付ける[11)13)]。

4）多のう胞性卵巣症候群（polycystic ovary syndrome：PCOS）

①月経異常、②多のう胞卵巣、③血中男性ホルモン高値またはLH（黄体形成ホルモン）基準値高値かつFSH基準値正常の、①から③すべてを満たす場合とする[1)2)]。排卵障害をおこしやすい状態となり、無月経や不妊症の原因になる。

多のう胞性卵巣症候群には柴苓湯《さいれいとう》が効果的で、血中LHを低下させ、排卵を誘発させると考えられている。温経湯《うんけいとう》も血中LH高値を改善する。

◎柴苓湯《さいれいとう》（前述参照）

効能：多のう胞性卵巣症候群（PCOS）、視床下部性排卵障害、続発性無月経、月経不順、浮腫、吐き気、食欲不振、不安、ストレス、喉の渇き、排尿が少ない

対象：不安・ストレスがある女性、むくみがある女性、口渇や吐き気がある女性、冷えはない

◎温経湯《うんけいとう》（前述参照）

効能：多のう胞性卵巣症候群（PCOS）、排卵障害、続発性無月経、月経不順、下半身の冷え、口唇乾燥、摂食障害（ダイエット）、不眠、月経痛、神経症、湿疹

対象：冷えがある女性、元気が衰え、下半身（腰）は冷えながら手足のほてり、唇が乾く女性（気虚・血虚がある）

7. 更年期障害に適した漢方療法

更年期の心身の不調は、更年期障害（更年期症候群）と呼ばれ、日常生活に支障を来して治療が必要な人は、更年期女性の約半数にのぼる。

更年期障害は、周閉経期での急激な内分泌ホルモンの変動に加えて、家庭や社会での多種多様なストレスによる心理的反応の影響を受け、体内の環境が大きく変動する時期であるため、症状発現にも治療効果にも個人差が大きい。人により、肝気鬱血《かんきうつけつ》という異常病態を生じる。気血水の気のめぐりが阻止され、気滞と瘀血、あるいは水毒の症状が出現する[11)12)13)14)]。患者の体質や性格により、表面化する症状は千差万別であり、心身のバランスや心模様、体の特徴、生活パターンなどを考慮し、症状が徐々に改善し状態が以前より「まし」と感じられるようにすることを目指す。

不定愁訴の症状（ほてり、のぼせ、汗、動悸、めまい、頭痛、イライラ、怒りやすい、憂うつ、不安、体の痛みやこり〈頸、肩、背中、手の関節など〉、不眠、脱毛など）で治療を求める周閉経期女性に対して、漢方療法をはじめ、女性ホルモン補充療法や様々な代替《だいたい》治療が試みられ、カウンセリング、環境調整などがなされている。更年期障害の治療目標は、治すこと（完治）ではなく、「症状が軽減し（ましになる）、日常生活がまずまず支障なく送れれば、良しとする」といった状態を目指し、患者に癒し・満足・安心・希望を与え、生活の質を高めるような漢方医療を実践する[11)13)14)]。

1）ホットフラッシュ（汗、ほてり）

更年期障害では、ホットフラッシュ（汗、ほてり）の症状の訴えが多く、更年期障害の代表的症状となっている。当帰芍薬散、桂枝茯苓丸、加味逍遥散の三大婦人科漢方薬をはじめ、温経湯や女神散《にょしんさん》なども効果的である[11)12)13)14)]。

◎当帰《とうき》芍薬散《しやくやくさん》（前述参照）

効能：ホットフラッシュ、冷え、貧血、倦怠感、頭重、頭痛、めまい、肩こり、動悸、更年期障害、月経不順、月経痛、浮腫など

対象：（当芍美人という言葉があるくらい）華奢、なで肩、細身、色白、冷えが強い、疲労しやすい

◎桂枝《けいし》茯苓《ぶくりょう》丸《がん》（前述参照）

効能：ホットフラッシュ、頭痛、のぼせ、めまい、肩こり、下半身の冷えなど

対象：体格はしっかりしていて赤ら顔が多い。腹部が充実し、下腹部に抵抗のある女性

◎加《か》味《み》逍遥《しょうよう》散《さん》（前述参照）

効能：ホットフラッシュ、不定愁訴、冷え症、精神不安、不眠、軽い便秘、虚弱体質

対象：体質虚弱で肩がこり、疲れやすく、精神不安などの症状や便秘傾向がある、不定愁訴の多い女性

◎温経湯《うんけいとう》（前述参照）

効能：ホットフラッシュ、下半身の冷え、口唇乾燥、不眠、湿疹

対象：元気が衰え、下半身（腰）は冷えながら手足のほてり、唇が乾く女性

◎桃核承《とうかくじょう》気《き》湯《とう》（前述参照）

効能：ホットフラッシュ、のぼせ、便秘、頭痛、めまい、肩こり、腰痛、攻撃的、イライラ、怒りやすい、足の冷え、精神症状が強い場合

対象：比較的体力があり、のぼせて便秘しがちな女性、精神不安定で便秘しがちな女性

投与法：7.5g（分 3 前）／日 × 28～84 日分

◎女神散《にょしんさん》

効能：ホットフラッシュ、同じ不定愁訴を繰り返す、めまい、抑うつ、血の道症（更年期障害の自律神経失調症、頭痛、肩こりなど）、産前・産後の神経症

対象：のぼせとめまいがある女性、頭痛、肩こりなど症状が限定して頑固な女性、冷えはない

投与法：7.5g（分 3 前）/ 日 × 28～84 日分

「虚証」

構成生薬：香附子《こうぶし》、当帰、白朮、川芎、黄芩、黄連、桂枝、人参、丁子《ちょうじ》、木香《もっこう》、檳榔子《びんろうじ》、甘草

出典：浅田家方（勿語《ふつご》薬室《やくしつ》方函《ほうかん》口訣《くけつ》）

◎柴胡桂枝乾姜湯《さいこけいしかんきょうとう》

効能：ホットフラッシュ、盗汗《とうかん》（ひどい寝汗《ねあせ》）、冷え症、貧血気味、動悸、息ぎれ、肩こり、更年期障害、血の道症、神経症、不眠症、感冒

対象：体力が弱く、神経質、冷えのある女性

投与法：7.5g（分 3 前）/ 日 × 28 ～ 84 日分

「虚証」

構成生薬：柴胡、黄芩、栝楼根《かろこん》、桂枝、牡蠣《ぼれい》、甘草、乾姜

出典：傷寒論・金匱要略

◎白虎加人参湯《びゃっこかにんじんとう》

効能：喉の渇きとほてりのあるもの

対象：比較的体力があり、体がほてり口渇のある人で、精神神経症状や発汗がひどい女性（更年期および更年期周辺年齢で、ホットフラッシュに効果のある一般的な漢方薬の効果がないか、ホルモン療法が効かない、ホルモン療法のできない自律神経失調症のひどい女性）

投与法：6.0g（分 2 前、クラシエ　エキス細粒）/ 日 × 28～84 日分

「実証」

構成生薬：石膏《せっこう》、知母《ちも》、人参、甘草、粳米《こうべい》

出典：傷寒論・金匱要略

ホットフラッシュには一般的に婦人科三大処方の当帰芍薬散、桂枝茯苓丸、加味逍遥散などが第一選択で使用される。これらで大抵の症状がおさまる。効果が弱い場合、温経湯、女神散、柴胡桂枝乾姜湯などが使用され、便秘を伴うような場合は桃核承気湯が用いられることが多い。それでもなお効果がないときに、白虎加人参湯が効果的であった症例を経験し、2024 年の第 74 回日本東洋医学会学術総会で発表した[15]。

2）不定愁訴（わけのわからないつらい症状、肩こり・息切れ・動悸なども含む）

更年期障害では、様々な不定愁訴を訴える人が多い。イライラしながら不定愁訴を長時間話すタイプの人には加味逍遥散が適している。女神散は同じことばかり繰り返し訴える人に効果的である[11][12][13][14]。

◎加《か》味《み》逍遙《しようよう》散《さん》（前述参照）

効能：様々な不定愁訴、ホットフラッシュ（のぼせ、汗）、不眠、冷え、自律神経失調症、イライラ、不安、訴えが多くて長い

対象：体質虚弱で肩がこり、疲れやすく、精神不安などの症状や便秘傾向のある、不定愁訴の多い女性、夫や子どもなど周囲にイライラして八つ当たりしてしまう女性

◎女神散《によしんさん》（前述参照）

効能：ホットフラッシュ、同じ不定愁訴を繰り返し訴える、のぼせ、めまい、抑うつ、血の道症（更年期障害の自律神経失調症）

対象：のぼせとめまいのある女性、頭痛、肩こりなど症状が限定して頑固な女性、冷えはない

◎柴《さい》胡《こ》加《か》竜骨《りゆうこつ》牡《ぼ》蠣湯《れいとう》

効能：動悸、不眠、ストレス、ホットフラッシュ、イライラ、不安、焦

燥、ヒステリー、高血圧症、動脈硬化症、軽度の不整脈、肩こり
対象：比較的体力があり、動悸、不眠、いらだちがある女性、何かソワソワするような気がする女性
投与法：7.5g（分 3 前）/ 日 × 28〜84 日分
「実証」、柴胡剤
構成生薬：柴胡、竜骨《りゅうこつ》、牡《ぼ》蠣《れい》、黄芩、半夏、桂枝、茯苓、人参、大棗《たいそう》、生姜
出典：傷寒論

◎桂枝《けいし》加《か》竜骨《りゅうこつ》牡《ぼ》蠣《れい》湯《とう》

効能：神経質、不眠、動悸、眼精疲労、ホットフラッシュ、脱毛
対象：比較的体力がなく、神経質な女性、疲れやすく神経過敏で精神不安定な女性、目が疲れて、動悸や不眠がある女性
投与法：7.5g（分 3 前）/ 日 × 28〜84 日分
「虚証」
構成生薬：竜骨、牡蠣、桂枝、芍薬、甘草、大棗、生姜
出典：金匱要略

3）便秘

更年期障害の便秘には桃核承気湯や通導散《つうどうさん》が効果的で、桃核承気湯は精神不安定など精神症状が強い場合に、通導散は気分がふさぎ、胸苦しさ、腹満を伴うような、より精神症状が強い場合に使用する[11)12)13)14)]。

◎桃核承《とうかくじょう》気《き》湯《とう》（前述参照）

効能：のぼせ、便秘、攻撃的、イライラ、怒りやすい、別人のような言動、強い精神神経症状、周期的精神症状、肩こり、腰痛、足の冷え、月経不順、月経困難
対象：比較的体力があり、のぼせて便秘しがちな女性、精神不安定で便秘

しがちな女性
投与法：7.5g（分3前）/日×28～84日分

◎通導散《つうどうさん》

効能：のぼせ、便秘、胸苦しさ、腹満、気分がふさぐ、イライラ、腰痛、高血圧の随伴症状（肩こり、頭痛、めまい）、耳鳴り、更年期障害、月経不順、月経困難症、ヒステリー
対象：比較的体力があり、のぼせて下腹部に圧痛があり便秘しがちな女性、やや肥満、桃核承気湯と使用目標は似ているが精神神経症状がより激しい女性
投与法：7.5g（分3前）/日×28～84日分
「実証」、駆瘀血剤
構成生薬：枳実《きじつ》、当帰、大黄《だいおう》、甘草、芒硝、紅花《こうか》、厚朴《こうぼく》、陳皮《ちんぴ》、木通《もくつう》、蘇木《そぼく》
出典：万病回春

◎大黄牡丹皮湯《だいおうぼたんぴとう》

効能：月経不順、月経痛、便秘、痔疾、右臍付近の圧痛
対象：比較的体力があり、下腹部痛があり便秘しがちな女性、精神的にはとくに問題のない女性
投与法：7.5g（分3前）/日×28～84日分
「実証」、駆瘀血剤
構成生薬：桃仁、牡丹皮、大黄、冬瓜子《とうがし》、芒硝
出典：金匱要略

◎麻子仁丸《ましにんがん》

効能：便秘、やや水分欠乏しやすいやせた人の便秘、慢性便秘
対象：比較的体力のない虚弱な女性、腹壁のうすい女性、慢性便秘、高齢

者

投与法：7.5g（分3前）/日×28〜84日分

「虚証」

構成生薬：大黄、枳実、杏仁《きようにん》、厚朴、芍薬、麻子仁《ましにん》

出典：傷寒論・金匱要略

4）ヒステリーのイライラ

更年期障害によるヒステリーのイライラには、四逆散《しぎやくさん》が効果的である[11)12)13)14)]。

◎四逆散《しぎやくさん》

効能：イライラ、胃炎、不眠、神経質、ヒステリー、抑うつ性の神経症状、過敏性腸症候群

対象：比較的体力のある女性

投与法：7.5g（分3前）/日×28〜84日分

「実証」、柴胡剤

構成生薬：柴胡、芍薬、枳実、甘草

出典：傷寒論

◎大柴胡湯《だいさいことう》

効能：イライラ、不眠、ヒステリー、便秘、耳鳴り、肩こり、のぼせ、高血圧症、急性胃腸炎、じんましん

対象：比較的体力がある女性、体格が良い筋肉質のがっしりした便秘の女性

投与法：7.5g（分3前）/日×28〜84日分

「実証」、柴胡剤

構成生薬：柴胡、芍薬、黄芩、半夏、生姜、大棗、枳実、大黄

出典：傷寒論・金匱要略

◎黄連解毒湯《おうれんげどくとう》

効能：イライラ、のぼせ、入眠時に体がほてって眠れない不眠、ヒステリー、鼻血、耳鳴り、胃炎、血の道症、めまい、動悸、皮膚掻痒症《ひふそうようしょう》、高血圧症

対象：比較的体力のある女性、のぼせがあり、イライラして落ち着かない、胃のあたりがモヤモヤする女性、顔色は赤い

投与法：7.5g（分3前）/日×28〜84日分

「実証」

構成生薬：黄連、黄芩、黄柏《おうばく》、山梔子《さんしし》

出典：外台秘要《げだいひよう》

5）イライラ・不安・怒りやすい・クヨクヨ・憂うつ（抑うつ気分）・疲れやすい・不眠

更年期障害による精神症状が強い人で、イライラ・不安感・憂うつのある人には、抑肝散《よくかんさん》や抑肝散加陳皮半夏《よくかんさんかちんぴはんげ》が効果的である。憂うつ（抑うつ）・不眠がある人で、喉がつまった感じがする人には半夏厚朴湯《はんげこうぼくとう》が、心配しすぎて心労で眠れない人には加味帰脾湯《かみきひとう》が効果的である[11)12)13)14)]。

◎抑肝散《よくかんさん》

効能：イライラ、不眠、神経がたかぶる、興奮しやすい

対象：虚弱な体質で腹が立って眠れないタイプの女性、怒りやすい女性

投与法：7.5g（分3前）/日×28〜84日分

「虚証」、柴胡剤

構成生薬：柴胡、白朮、茯苓、当帰、川芎、釣藤鈎《ちょうとうこう》、甘草

出典：保嬰撮要《ほえいさつよう》

◎抑肝散加陳皮半夏《よくかんさんかちんぴはんげ》

効能：ストレス関連疾患、イライラ、不安、動悸、不眠、意欲低下、抑うつ

対象：落ち着きがない、胃が弱い虚弱な体質で、夫や子どもなど周囲にイライラして八つ当たりしてしまう女性、興奮して眠れない女性

投与法：7.5g（分 3 前）/ 日 × 28～84 日分

「虚証」、柴胡剤

構成生薬：柴胡、白朮、茯苓、当帰、川芎、釣藤鈎、甘草、半夏、陳皮

出典：本朝経験方《ほんちようけいけんほう》

◎柴胡《さいこ》加《か》竜骨《りゅうこつ》牡蠣湯《ぼれいとう》（前述参照）

効能：イライラ、不安、焦燥、動悸、不眠、高血圧症

対象：比較的体力があり、動悸やイライラして眠れない女性、何かソワソワするような気がする女性

「実証」、柴胡剤

◎柴胡桂枝乾姜湯《さいこけいしかんきようとう》（前述参照）

効能：発汗過多、ストレスによる疲労、ふらつき、動悸、不眠、更年期障害、血の道症

対象：体力が弱く、冷え症、貧血ぎみで、動悸、息切れのある人、虚弱で神経質な女性、柴胡加竜骨牡蠣湯証で「虚証」の人

◎加味逍遥散《かみしようようさん》（前述参照）

効能：イライラ、不安、不眠、不定愁訴

対象：夫や子どもなど周囲にイライラして八つ当たりしてしまう女性

「虚証」、柴胡剤

◎桂枝《けいし》加《か》竜骨《りゅうこつ》牡蠣湯《ぼれいとう》（前述参照）

効能：眼精疲労、神経質、イライラ、易疲労感、不眠

対象：比較的体力がなく、神経質な女性、疲れやすくて神経過敏で精神不安な女性

「虚証」

◎半夏厚朴湯《はんげこうぼくとう》

効能：不眠、不安感、気分がふさぎ喉や胸のつかえ感がある、めまい、頭痛、動悸、吐き気、不安神経症、神経性胃炎、つわり、咳、しわがれ声

対象：体力は中等度で気分がふさいで、咽頭・食道部に異物感あり、ときに動悸、めまい、吐き気などを伴う不安な女性、神経質な女性

投与法：7.5g（分3前）/日×28〜84日分

「実証」

構成生薬：半夏、厚朴、茯苓、生姜、蘇葉《そよう》

出典：金匱要略

◎加味帰脾湯《かみきひとう》

効能：不眠、心労が過ぎて不安、気うつ、食欲不振、疲労倦怠感、健忘、貧血、月経不順、子宮出血

対象：虚弱な体質で血色の悪い女性

投与法：7.5g（分3前）/日×28〜84日分

「虚証」

構成生薬：柴胡、黄耆《おうぎ》、白朮、人参、茯苓、大棗、当帰、生姜、甘草、遠《おん》志《じ》、山梔子、木香《もっこう》、酸棗仁《さんそうにん》、竜眼肉《りゅうがんにく》

出典：済世全書《さいせいぜんしょ》

◎酸棗仁湯《さんそうにんとう》

効能：心の消耗による不眠、漢方のレンドルミン（途中覚醒等に効果がある睡眠導入剤）

対象：体力が低下した心身が疲れ弱って眠れない女性、寝汗をかきやすい女性

投与法：7.5g（分 3 前）/ 日 × 28〜84 日分

「虚証」

構成生薬：酸棗仁《さんそうにん》、茯苓、川芎、甘草、知母《ちも》

出典：金匱要略

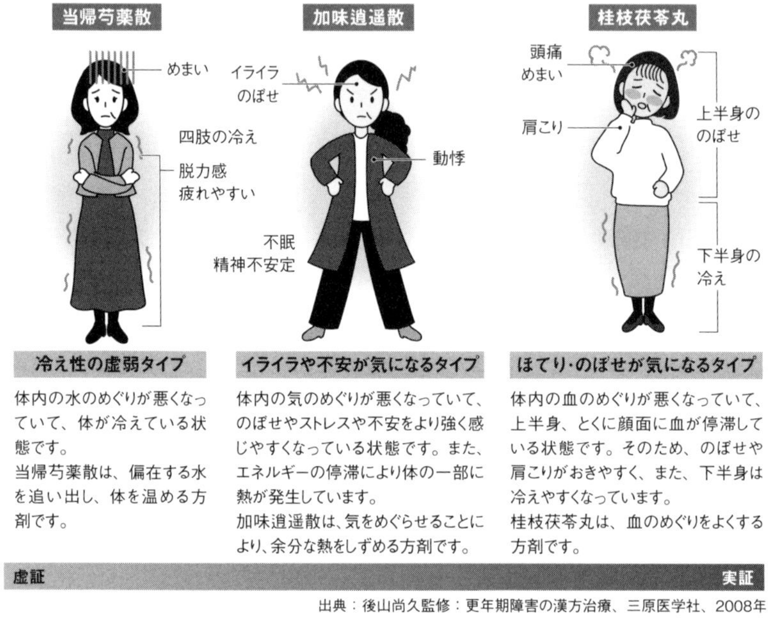

図15　更年期障害のタイプ別漢方薬

- **当帰芍薬散**…冷え症の虚弱タイプ
- **加味逍遥散**…イライラ、不安が強いタイプ（怒りを外に出す）
- **桂枝茯苓丸**…ほてり・のぼせが強いタイプ（図 15）

6) 冷え症

更年期障害のひどい冷え症には、当《とう》帰《き》四《し》逆《ぎゃく》加《か》呉《ご》茱《しゅ》萸《ゆ》生《しょう》姜《きょう》湯《とう》が、強力に体を温めるのに効果的である[11)12)13)14)]。

◎当《とう》帰《き》四《し》逆《ぎやく》加《か》呉《ご》茱《しゆ》萸《ゆ》生《しよう》姜《きよう》湯《とう》

効能：四肢末梢血行不全、しもやけ、手足の冷え、下腹部痛、腰痛、頭痛

対象：冷えてあちこち不定部位（下腹痛、腰痛、頭痛、筋肉痛等）の痛みを伴う女性、寒冷により症状が増強する女性、婦人科手術後数年たつ女性

投与法：7.5g（分3前）/日×28～84日分

「虚証」

構成生薬：当帰、呉《ご》茱《しゆ》萸《ゆ》、生姜、桂枝、細辛《さいしん》、芍薬、木通《もくつう》、大棗、甘草

出典：傷寒論

更年期障害および、一般的な冷え症には下記の漢方薬が効果的で、用いられることが多い。

◎当《とう》帰《き》芍《しやく》薬《やく》散《さん》（前述参照）

効能：足腰の冷え、疲れやすい、ホットフラッシュ、更年期障害、月経不順、月経痛

対象：華奢、筋肉が軟弱で疲労しやすい女性、なで肩、色白でやせ型、冷えが強い、体力のやや低下した女性

◎桂《けい》枝《し》茯《ぶく》苓《りよう》丸《がん》（前述参照）

効能：下半身の冷え、ホットフラッシュ、頭痛、のぼせ、めまい、肩こり、更年期障害

対象：体格はしっかりしていて赤ら顔が多い、腹部が大体充実し、下腹部に抵抗がある女性

◎加《か》味《み》逍《しよう》遥《よう》散《さん》（前述参照）

効能：冷え症、ホットフラッシュ、不定愁訴、精神不安定、不眠、軽い便秘、虚弱体質、更年期障害

対象：比較的体質は虚弱で肩がこり、疲れやすく、精神不安などの症状や便秘傾向のある、不定愁訴の多い女性、冷えがある、夫や子どもなど周囲にイライラして八つ当たりしてしまう女性

◎温経湯《うんけいとう》（前述参照）

効能：下半身冷え、不眠、神経症、湿疹、更年期障害、月経不順、無月経

対象：月経異常がある女性、下半身（腰）は冷えながら手足のほてりがある女性

◎苓姜朮甘湯《りょうきょうじゅつかんとう》

効能：腰から下・下半身の冷え、腰の冷え、腰痛、夜尿症

対象：腰から下が冷えて重く痛みを伴う女性

投与法：7.5g（分3前）/日×28〜84日分

「虚証」

構成生薬：茯苓、甘草、白朮、乾姜《かんきょう》

出典：金匱要略

◎人参湯《にんじんとう》

効能：冷えて下痢をする、胃弱、つわり

対象：体質虚弱な冷え症の女性、虚弱で体力低下し胃腸の働きが低下した女性（下痢はあまりひどくない）

投与法：7.5g（分3前）/日×28〜84日分

「虚証」

構成生薬：人参、甘草、蒼朮《そうじゅつ》、乾姜

出典：金匱要略

◎八味地黄丸《はちみじおうがん》

効能：足腰・手足の冷え、残尿感、頻尿、疲れやすい、耳鳴り、腰痛、虚

弱体質、高齢者、高血圧症

対象：足腰が弱く冷え症、疲労・倦怠感がひどい膀胱炎の女性（高齢者）、冷えてトイレの近い女性（胃腸は弱くない・食欲はある）

投与法：7.5g（分3前）／日×28〜84日分

「虚証」

構成生薬：地黄《じおう》、茯苓、山茱萸《さんしゅゆ》、山薬《さんやく》、沢瀉《たくしゃ》、牡丹皮《ぼたんぴ》、桂皮《けいひ》、附子《ぶし》

出典：金匱要略

◎呉茱萸湯《ごしゅゆとう》

効能：四肢の冷え、激しい頭痛（めまいはない）、習慣性片頭痛、習慣性頭痛

対象：手足の冷えやすい体力中等度以下の女性、習慣性頭痛のある女性

投与法：7.5g（分3前）／日×28〜84日分

「虚証」

構成生薬：大棗、呉茱萸《ごしゅゆ》、人参、生姜

出典：傷寒論

◎真武湯《しんぶとう》

効能：全身の冷え、新陳代謝が低下、めまい、動悸、下痢、腹痛、胃腸虚弱、全身倦怠感、慢性疾患をかかえる高齢者、高血圧症

対象：腹痛・下痢、手足の冷えがひどく、めまい・立ちくらみなどがある女性、衰弱して体が冷えている女性

投与法：7.5g（分3前）／日×28〜84日分

「虚証」

構成生薬：茯苓、白朮、芍薬、附子、生姜

出典：傷寒論

◎人参養栄湯《にんじんようえいとう》

効能：四肢の冷え、貧血、しびれ感、疲労倦怠感、食欲不振、健忘、寝汗

対象：病後で体力が低下した女性、疲労倦怠感のある女性、虚弱で手足の冷える女性（高齢者）

投与法：7.5g（分 3 前）/ 日 × 28〜84 日分

「虚証」

構成生薬：地黄、当帰、白朮、茯苓、人参、桂皮、遠志《おんじ》、芍薬、陳皮、黄《おう》耆《ぎ》、甘草、五味子《ごみし》

出典：和剤局方

7）めまい・頭痛

更年期障害のめまいには、半夏白朮天麻湯《はんげびゃくじゅつてんまとう》や苓桂朮甘湯《りょうけいじゅつかんとう》が効果的なことが多い。疲れやすく頭痛を伴うめまいには半夏白朮天麻湯が、ふわふわめまいには苓桂朮甘湯が効果的である[11,12,13,14]。

◎半夏白朮天麻湯《はんげびゃくじゅつてんまとう》

効能：めまい、頭痛、冷え、胃腸虚弱

対象：胃腸虚弱で下肢が冷え、めまい・頭痛などがある女性、疲れやすい女性、雨降り前に、めまい・頭痛が出る女性

投与法：7.5g（分 3 前）/ 日 × 28〜84 日分

「虚証」

構成生薬：陳皮、半夏、白朮、茯苓、黄耆、沢瀉、人参、黄柏《おうばく》、生姜、天《てん》麻《ま》、麦芽《ばくが》、乾姜

出典：脾胃論《ひいろん》

◎苓桂朮甘湯《りょうけいじゅつかんとう》

効能：めまい、頭痛、ふらつき、動悸、神経質、ノイローゼ、息切れ

対象：起立性めまい（座っていて立ち上がるときにめまい）が出る女性、ふ

わふわめまいのする女性

投与法：7.5g（分3前）／日×28〜84日分

「虚証」

構成生薬：茯苓、桂枝、白朮、甘草

出典：傷寒論・金匱要略

◎五苓散《ごれいさん》

効能：めまい、頭痛、浮腫、二日酔、口渇、下痢、嘔吐

対象：雨降り前や台風のときに、めまい・頭痛が出る女性

投与法：7.5g（分3前）／日×28〜84日分

「虚証」

構成生薬：沢瀉、茯苓、桂枝、白朮、猪苓《ちよれい》

出典：傷寒論・金匱要略

◎釣藤散《ちようとうさん》

効能：慢性頭痛（中年以後）、めまい、のぼせ、肩こり、冷え、高血圧傾向

対象：午前中頭痛がひどく、イライラしてのぼせがある女性、慢性的な頭痛のある女性

投与法：7.5g（分3前）／日×28〜84日分

「虚証」

構成生薬：石膏《せつこう》、陳皮、麦門冬《ばくもんどう》、半夏、茯苓、人参、防風《ぼうふう》、甘草、生姜、釣藤鈎《ちようとうこう》、菊花《きくか》

出典：類証《るいしよう》普《ふ》済本《さいほん》事方《じほう》

◎半夏厚朴湯《はんげこうぼくとう》（前述参照）

効能：めまい、頭痛、動悸、不安感、気分がふさぎ喉や胸のつかえ感がある

対象：気分がふさいで、喉や胸のつかえ感がある女性、体力中等度で神経

質な女性

◎当帰《とうき》芍薬散《しゃくやくさん》（前述参照）

効能：めまい、頭痛、頭重、肩こり、冷え症、雨降り前のめまい・頭痛

対象：筋肉が軟弱で疲労しやすい女性、なで肩、色白でやせ型、冷えが強い

◎桂枝茯苓丸《けいしぶくりょうがん》（前述参照）

効能：めまい、頭痛、のぼせ、肩こり、冷え症

対象：体格はしっかりしていて赤ら顔が多い、下腹部に抵抗のある女性

◎呉茱萸湯《ごしゅゆとう》（前述参照）

効能：激しい頭痛（めまいはない）、習慣性頭痛、習慣性片頭痛、四肢の冷え

対象：体力中等度以下の手足の冷えやすい女性

8）関節痛

更年期障害のヘバーデン結節（手・指の関節痛）には麻杏薏甘湯《まきようよくかんとう》や薏苡《よくい》仁湯《にんとう》が効果的である。手首・足首・膝・腰・肩関節など全身の関節痛を訴える人には五積散《ごしゃくさん》が、冷えると腰痛などの関節痛がひどくなる人には疎《そ》経活血湯《けいかつけつとう》や桂枝加朮附湯《けいしかじゅつぶとう》が、変形性膝関節症が出て膝がとにかく痛い関節痛の人には防已黄耆湯《ぼういおうぎとう》が効果的である[11)12)13)14)]。

◎麻杏薏甘湯《まきようよくかんとう》

効能：関節痛、神経痛、筋肉痛

対象：指の関節が痛み・腫れる女性、皮膚が乾燥してイボがあるような、冷えて関節が腫れて痛む女性

投与法：7.5g（分 3 前）/ 日 × 28〜84 日分

「実証」

構成生薬：薏苡仁《よくいにん》、杏仁《きようにん》、麻黄《まおう》、甘草《かんぞう》

出典：金匱要略

◎薏苡仁湯《よくいにんとう》

効能：関節痛、筋肉痛

対象：指の関節が痛み・腫れる女性、四肢関節の腫れ・痛み・浮腫《ふしゆ》がある女性

投与法：7.5g（分3前）/日×28〜84日分

「虚証」

構成生薬：薏苡仁、蒼朮、当帰、麻黄、桂枝、芍薬、甘草

出典：明医指掌《みんいししよう》

◎五積散《ごしやくさん》

効能：慢性的に経過し、症状の激しくない関節痛、神経痛、腰痛、頭痛、月経痛、冷え症、更年期障害

対象：上半身がほてり下半身が冷える、冷房に弱い女性、全身の関節が痛む女性

投与法：7.5g（分3前）/日×28〜84日分

「虚証」

構成生薬：蒼朮、陳皮、当帰、半夏、茯苓、甘草、桔梗《ききよう》、枳実《きじつ》、桂皮《けいひ》、厚朴、芍薬、生姜《しようきよう》、川芎、大棗、白芷《びやくし》、麻黄

出典：和剤局方

◎疎経活血湯《そけいかつけつとう》

効能：関節痛、神経痛、腰痛、筋肉痛

対象：冷え症で夜間や朝、起床時に関節の痛みがひどい人、冷えると痛みがひどくなる女性

投与法：7.5g（分3前）/日×28～84日分

「虚証」

構成生薬：芍薬、地黄、川芎、蒼朮、当帰、桃仁《とうにん》、茯苓、牛膝《ごしつ》、陳皮、防已《ぼうい》、防風《ぼうふう》、竜胆《りゅうたん》、甘草、白芷、生姜、威霊仙《いれいせん》、羌活《きょうかつ》

出典：万病回春

◎桂枝加朮附湯《けいしかじゅつぶとう》

効能：関節痛、神経痛

対象：手足の冷えがある、手足や体の関節痛（変形などのない）や手足のしびれ感があり、冷えると痛みがひどくなる女性

投与法：7.5g（分3前）/日×28～84日分

「虚証」

構成生薬：桂枝、芍薬、蒼朮、大棗、甘草、生姜、附子

出典：吉益東洞経験方《よしますとうどうけいけんほう》

◎防已黄耆湯《ぼういおうぎとう》

効能：膝関節痛、多汗、下肢の浮腫、水太り体質、月経不順、疲れやすい

対象：色白でブヨブヨした肥満体質の人で、多汗で下肢がむくみ、膝関節に水がたまりやすく、膝関節が痛む女性

投与法：7.5g（分3前）/日×28～84日分

「虚証」

構成生薬：黄耆、防已、白朮、大棗、甘草、生姜

出典：金匱要略

痛みが完全になくならないことは往々にしてあるが、3カ月程度内服すると「痛みはかなりまし」という声を聞けることが多い。

9) 肌あれ、肌の乾燥感

更年期障害の肌あれには桂枝茯苓丸加薏苡仁《けいしぶくりょうがんかよくいにん》、皮膚の乾燥や目の下のクマには四物湯《しもつとう》が効果的である[11)12)13)14)]。

◎桂枝茯苓丸加薏苡仁《けいしぶくりょうがんかよくいにん》

効能：ニキビ、シミ、手足のあれ、月経不順、血の道症、下腹痛、肩こり、めまい、のぼせ、足冷え

対象：体格はしっかりしていて赤ら顔が多い。腹部が充実し、下腹部に抵抗のある人で肌あれなど皮膚症状（ニキビ、シミ、イボ）のある女性

投与法：7.5g（分 3 前）/ 日 × 28～84 日分

「実証」、駆瘀血剤

構成生薬：薏苡仁、桂皮、芍薬、桃仁、茯苓、牡丹皮

出典：金匱要略

◎四物湯《しもつとう》

効能：皮膚の乾燥、月経不順、冷え症、血の道症

対象：皮膚の色つやが悪く皮膚の乾燥する女性、胃腸障害のない人で出血や貧血の徴候がある女性、自律神経失調症がある女性、目の下にクマがある女性

投与法：7.5g（分 3 前）/ 日 × 28～84 日分

「虚証」、駆瘀血剤

構成生薬：地黄、当帰、芍薬、川芎

出典：和剤局方

◎十味敗毒湯《じゅうみはいどくとう》

効能：化膿性皮膚疾患、ニキビ

対象：体力中等度の人で、化膿傾向をもつ丘疹《きゅうしん》の初期、ニキビの痕が残りやすい女性

投与法：7.5g（分 3 前）/ 日 × 28〜84 日分

「実証」

構成生薬：桔梗《ききょう》、柴胡、川芎、茯苓、防風、甘草、荊芥《けいがい》、生姜、樸樕《ぼくそく》、独《どく》活《かつ》

出典：華岡青洲経験方《はなおかせいしゅうけいけんほう》

◎清上防風湯《せいじょうぼうふうとう》

効能：ニキビ

対象：比較的体力がある人で、とくに顔面や頭に出るニキビで先が尖って化膿している、ニキビで顔面が赤い女性（若者のニキビに効果的なことが多い）

投与法：7.5g（分 3 前）/ 日 × 28〜84 日分

「実証」

構成生薬：黄芩、桔梗、山梔子、川芎、防風、白芷、連翹《れんぎょう》、黄連、甘草、枳実《きじつ》、荊芥《けいがい》、薄荷《はっか》

出典：万病回春

10）抜け毛・脱毛

更年期障害の抜け毛・脱毛には、桂枝加竜骨牡蠣湯や半夏厚朴湯が効果的なことがある。便秘を伴う場合は、柴胡加竜骨牡蠣湯が効果を現す場合もある[11)13)14)]。

◎桂枝加竜骨牡蠣湯《けいしかりゅうこつぼれいとう》（前述参照）

効能：脱毛、神経質、不眠、動悸、眼精疲労、ホットフラッシュ

対象：比較的体力のない、神経質な女性、神経衰弱や性的神経衰弱している女性、目が疲れて、動悸や不眠のある女性

◎半夏厚朴湯《はんげこうぼくとう》（前述参照）

効能：めまい、頭痛、動悸、不安感、気分がふさぎ喉や胸のつかえ感がある

対象：気分がふさいで、咽頭・食道部に異物感があり、ときに動悸、めまい、吐き気などを伴う不安な女性

◎柴胡加竜骨牡蠣湯《さいこかりゅうこつぼれいとう》（前述参照）

効能：動悸、不眠、ストレス、ホットフラッシュ、イライラ、不安、焦燥

対象：比較的体力があり、動悸、不眠、いらだちがある女性、何かソワソワするような気がする女性

背景にホルモンバランス変化だけでなく精神的ストレスがある場合が多く、必ず効果が出るとは限らない。プラセンタ療法（人の胎盤から抽出した物質の注射)、亜鉛欠乏などがある場合は亜鉛製剤の併用や、乳がんなどがなければHRTを併用すると、より効果的である（当院でも漢方薬併用HRTで劇的に改善した症例を3例経験したことがある)。

8. がん治療に適した漢方療法

1）がん治療における漢方薬の役割

・術後の体力回復
・化学療法、放射線治療に伴う副作用の軽減
・骨髄機能の改善
・生体防御機能の修復と維持
・全身状態の改善（食欲亢進・うつ気分改善など）
・日和見《ひよりみ》感染予防

・QOL（生活の質）の向上
・再発・転移の予防
・生存期間の延長[11)13)17)]

2）がんの術後副作用と漢方薬

がんの術後副作用の腸閉塞予防には大建中湯《だいけんちゅうとう》が効果的である[11)13)17)]。

・腸閉塞予防：**大建中湯**
・せん妄、抑うつ：**抑肝散、抑肝散加半夏陳皮、香蘇散《こうそさん》**
・リンパ障害、浮腫：**牛車腎気丸《ごしゃじんきがん》、五苓散**
・シビレ：**牛車腎気丸**

◎大建中湯《だいけんちゅうとう》

効能：腹が冷えて痛み、腹部膨満感のあるもの、イレウス（腸閉塞）傾向
対象：冷えで腹痛がひどくなる女性、蠕動《ぜんどう》運動が低下している女性、便秘でお腹が張っている（ガスがたまっている）女性
投与法：7.5g（分3前）／日×28～84日分
「虚証」
構成生薬：乾姜、蜀椒《しょくしょう》、人参、膠飴《こうい》
出典：金匱要略

◎抑肝散《よくかんさん》（前述参照）

効能：イライラ、不眠、神経がたかぶる、興奮しやすい
対象：虚弱で腹が立って眠れないタイプの女性、怒りやすい女性

◎抑肝散加陳皮半夏《よくかんさんかちんぴはんげ》（前述参照）

効能：ストレス関連疾患、イライラ、不安、動悸、不眠、意欲低下、抑うつ、神経がたかぶる
対象：落ち着きがない、虚弱で夫や子どもなど周囲にイライラして八つ当

たりしてしまう女性

◎香蘇散《こうそさん》

効能：風邪の初期、軽い悪寒、胃腸虚弱、頭痛、頭重、めまい、耳鳴り、肩こり、悪心・嘔吐、気うつ

対象：胃腸虚弱で神経質な人の風邪の初期、妊婦の風邪の初期

投与法：7.5g（分3前）／日×3〜5日分

「虚証」

構成生薬：香附子《こうぶし》、蘇葉《そよう》、陳皮、甘草、生姜

出典：和剤局方

◎牛車腎気丸《ごしゃじんきがん》

効能：腰痛、下肢痛、シビレ、疲れやすい、四肢の冷え、排尿障害、頻尿、浮腫、耳鳴り、老人のかすみ目

対象：足腰が冷える、疲労・倦怠感がひどい、夜間トイレの近い女性（胃腸は弱くない・食欲はある）

投与法：7.5g（分3前）／日×28〜84日分

「虚証」

構成生薬：地黄、牛膝、山茱萸、山薬《さんやく》、車前子《しゃぜんし》、沢瀉、茯苓、牡丹皮、桂皮、附子

出典：厳氏済生方《げんしさいせいほう》

◎五苓散《ごれいさん》（前述参照）

効能：めまい、頭痛、浮腫

対象：雨降り前や台風のときに、めまい・頭痛が出る女性

3）抗がん剤の副作用と漢方薬

抗がん剤の副作用の食欲不振には、六君子湯《りつくんしとう》が効果的である[11)13)14)16)17)]。

- 悪心・嘔吐には、**人参湯**
- 口内炎には、**半夏瀉心湯《はんげしゃしんとう》、黄連解毒湯**
- 下痢には、**半夏瀉心湯**
- 末梢神経障害（シビレ）には、**牛車腎気丸、芍薬甘草湯**
- 食欲不振には、**六君子湯、人参湯**
- 骨髄抑制には、**十全大補湯《じゅうぜんだいほとう》、補中益気湯《ほちゅうえつきとう》、加味帰脾湯**
- 筋肉痛には、**芍薬甘草湯**
- 全身倦怠感には、**補中益気湯**
- 貧血には、**十全大補湯、人参養栄湯、加味帰脾湯**

◎人参湯《にんじんとう》（前述参照）

効能：悪心・嘔吐、食欲不振、胃弱、冷えて下痢をする（下痢はあまりひどくない）

対象：虚弱で冷え性で、胃腸の働きが低下した女性

◎半夏瀉心湯《はんげしゃしんとう》

効能：口内炎、下痢、軟便、みぞおちのつかえ、悪心・嘔吐、食欲不振、腹鳴、胃腸虚弱

対象：悪心・嘔吐があり胃膨満感がある女性、ゴロゴロお腹が鳴り軟便や下痢をする女性

投与法：7.5g（分3前）/日×28〜84日分

「虚証」

構成生薬：半夏、黄芩、黄連、甘草、乾姜、人参、大棗

出典：傷寒論・金匱要略

◎黄連解毒湯《おうれんげどくとう》（前述参照）

効能：口内炎、イライラ、のぼせ、入眠時に体がほてって眠れない不眠、ヒステリー、鼻血、耳鳴り、胃炎

対象：のぼせがあり、イライラして落ち着かない、胃のあたりがモヤモヤする女性

◎牛車腎気丸《ごしゃじんきがん》（前述参照）

効能：腰痛、下肢痛、シビレ、疲れやすい、四肢の冷え、排尿障害、頻尿、浮腫、耳鳴り、老人のかすみ目

対象：足腰が冷える、疲労・倦怠感がひどい、夜間トイレの近い女性

◎芍薬甘草湯《しゃくやくかんぞうとう》（前述参照）

効能：痛み止め、急におこる筋肉収縮や痙攣性痛みを止める（四肢のひきつれ）

対象：痛みのある人

◎六君子湯《りつくんしとう》

効能：食欲不振、胃腸虚弱、食後の膨満感、疲れやすい、貧血症で手足の冷え、下痢、悪心・嘔吐

対象：食欲不振で悪心・嘔吐があり食後の膨満感がある女性

投与法：7.5g（分3前）/日×28〜84日分

「虚証」、補剤

構成生薬：人参、白朮、茯苓、半夏、陳皮、甘草、大棗、生姜

出典：万病回春

◎十全大補湯《じゅうぜんだいほとう》

効能：貧血、病後の体力低下、疲労倦怠、食欲不振、寝汗、手足の冷え「十全」とは完全無欠を意味し幅広く大いに補い、体力・免疫力・造血機能を高める補剤をいい、貧血、白血球減少など骨髄のダメージを改善する、抗腫瘍効果、免疫調整効果、化学療法の副作用防止効果、がん予防効果の可能性がある、放射線治療の副作用を軽減

し、術後体力低下の回復を促進する

対象：顔色が悪い（貧血）女性、やせていて全身衰弱している、倦怠感がひどい女性

投与法：7.5g（分3前）/日×28〜84日分

「虚証」、補剤

構成生薬：黄耆、桂皮、地黄、芍薬、川芎、白朮、当帰、人参、茯苓、甘草

出典：和剤局方

◎補《ほ》中《ちゅう》益《えっ》気《き》湯《とう》

効能：疲労倦怠、手足の倦怠感がひどい、胃腸虚弱、病後の体力増強、食欲不振、多汗症、寝汗、夏やせ、手足の冷え、子宮下垂、体力・免疫力を高める、化学療法の副作用防止効果、がん予防効果の可能性がある、術後体力低下の回復を促進する

対象：身体虚弱、病気・過労などで疲労困憊したときや倦怠感がひどい女性、目に力がなく、食欲も元気もない倦怠感がひどい女性

投与法：7.5g（分3前）/日×28〜84日分

「虚証」、補剤

構成生薬：黄耆、白朮、人参、当帰、柴胡、大棗、陳皮、甘草、升麻《しょうま》、乾姜

出典：脾胃論

◎人参養栄湯《にんじんようえいとう》（前述参照）

効能：貧血、病後の体力低下、疲労倦怠、食欲不振、寝汗、手足の冷え、体力・免疫力・造血機能を高める、貧血、白血球減少など骨髄のダメージを改善する、抗腫瘍効果、免疫調整効果、化学療法の副作用防止効果、がん予防効果の可能性あり、術後体力低下の回復を促進する、高齢者のフレイルや認知症（健忘に効果的な遠志を含む）にも

効果が注目されている

対象：顔色が悪い（貧血)、やせていて、全身衰弱して手足の倦怠感がひどい女性、衰弱して息切れしている女性、高齢者

◎加《か》味《み》帰《き》脾《ひ》湯《とう》（前述参照）

効能：貧血、不眠、心労が過ぎて不安、気うつ、食欲不振、疲労倦怠感、健忘

対象：虚弱な体質で血色の悪い女性、体力・免疫力が落ちて疲れやすい女性

4）女性のがん

女性のがんでは、補剤の十全大補湯が、骨髄ダメージを改善し、免疫力を高めるなど抗腫瘍効果が高く、非常に注目されている[11)16)17)]。

◎十《じゆう》全《ぜん》大《だい》補《ほ》湯《とう》（前述参照）

効能：貧血、病後の体力低下、疲労倦怠、食欲不振、寝汗、手足の冷え

対象：顔色が悪い（貧血）女性、やせていて全身衰弱している、倦怠感がひどい女性

◎人《にん》参《じん》養《よう》栄《えい》湯《とう》（前述参照）

効能：心肺機能低下（呼吸状態が悪い）時の全身状態改善

対象：顔色が悪い（貧血）女性、やせていて全身衰弱している、倦怠感がひどい女性、高齢者

◎補《ほ》中《ちゆう》益《えつ》気《き》湯《とう》（前述参照）

効能：胃腸の働きを改善し、病後の体力を回復し、免疫力を高める

対象：病気・過労などで疲労困憊した、倦怠感がひどい女性

9. 不妊症に適した漢方療法

不妊症には、柴苓湯と温経湯が効果的である[11][17]。

◎**柴苓湯《さいれいとう》（前述参照）**

効能：視床下部性排卵障害、多のう胞性卵巣症候群（PCOS）

対象：月経不順の女性

◎**温経湯《うんけいとう》（前述参照）**

効能：視床下部性排卵障害、多のう胞性卵巣症候群（PCOS）、排卵障害、黄体機能不全（子宮収縮作用のある牡丹皮が含まれるので、妊娠が成立したら投薬を中止する）

対象：冷え症のある月経異常の女性

◎**加味《かみ》逍遥散《しようようさん》（前述参照）**

効能：ストレスによる不妊症（子宮収縮作用のある牡丹皮が含まれるので、妊娠が成立したら投薬を中止する）

対象：精神不安などあり、冷えのある月経不順の女性

◎**当帰《とうき》芍薬散《しやくやくさん》（前述参照）**

効能：黄体機能不全

対象：やせ型で冷えのある月経不順の女性

◎**補中益気湯《ほちゆうえつきとう》（前述参照）**

効能：男性不妊

◎柴胡加竜骨牡蠣湯《さいこかりゅうこつぼれいとう》（前述参照）

効能：男性不妊

◎桂枝加竜骨牡蠣湯《けいしかりゅうこつぼれいとう》（前述参照）

効能：男性不妊

---

10. 妊婦、産婦、授乳婦への漢方薬投与

1）切迫流産

切迫流産では、子宮出血（下血）するタイプには芎帰膠艾湯《きゅうききょうがいとう》があり、下腹痛のみなら当帰芍薬散《とうきしゃくやくさん》があるが、いずれも妊娠12週以後で使用したほうが無難である。女神散《にょしんさん》は切迫流早産治療薬の塩酸リトドリン点滴による動悸や熱感などの副作用を抑制するのに効果的である[11)16)17)]。

◎芎帰膠艾湯《きゅうききょうがいとう》（前述参照）

効能：子宮出血（下血）、出血が長引いて貧血やめまい、手足の冷えを伴う場合

対象：子宮出血が長びいて貧血やめまいの出る妊婦

投与法：9.0g（分3前）/日×14日分、妊婦への投薬は短期間

◎当帰芍薬散《とうきしゃくやくさん》（前述参照）

効能：下腹痛のみ（子宮出血には効かない）、冷え症、浮腫

対象：冷え、妊娠中で浮腫・腹痛のある女性、習慣性流産しやすい女性

◎女神散《にょしんさん》（前述参照）

効能：産前・産後の神経症、血の道症、抗うつ作用が期待できる、（切迫

流早産治療時）塩酸リトドリン点滴による動悸や熱感などの副作用を抑制

対象：精神不安、動悸、のぼせのある妊婦

2）妊婦の風邪

妊婦の風邪のひきはじめには、桂枝湯《けいしとう》を投薬できる。香蘇散《こうそさん》もOK[11)16)17)]。

◎桂枝湯《けいしとう》

効能：風邪のひきはじめ、頭痛、発熱、悪寒、発汗、身体痛

対象：比較的体力の低下した女性や妊婦の風邪の初期、高齢者

投与法：7.5g（分3前）/日×3日分

「虚証」

構成生薬：桂枝、芍薬、甘草、大棗、生姜

出典：傷寒論、金匱要略

◎香蘇散《こうそさん》（前述参照）

効能：胃腸虚弱な妊婦の風邪の初期

対象：胃腸虚弱で神経質な人の風邪の初期

◎苓甘姜味辛夏仁湯《りょうかんきょうみしんげにんとう》

効能：鼻風邪、鼻水、うすい水様の痰を伴う咳、クシャミ、鼻炎、気管支炎、胃腸虚弱、冷え症、アレルギー性鼻炎、顔面蒼白気味（高齢者の花粉症にも使用）

対象：貧血や冷え症があり、水様鼻水が出てクシャミや咳が頻回に出る胃腸の弱い女性、高齢女性や妊婦のアレルギー性鼻炎

投与法：7.5g（分3前）/日×14〜28日分

「虚証」

構成生薬：杏仁、半夏、茯苓、五味子《ごみし》、甘草、細辛《さいしん》、乾姜
出典：金匱要略

◎麦門冬湯《ばくもんどうとう》

効能：空咳、反射性の激しい咳、妊婦の咳
対象：顔面が紅潮し、反射性の激しい咳が出て声が嗄《か》れ、皮膚が乾燥している女性、喉が乾燥する妊婦の咳
投与法：9.0g（分3前）／日×7〜28日分
「虚証」
構成生薬：麦門冬《ばくもんどう》、半夏、人参、大棗、甘草、粳米《こうべい》
出典：金匱要略

3）妊婦、産婦、授乳婦への投与に注意すべき処方

大黄、芒硝、紅花、桃仁、牡丹皮の入っている漢方薬は子宮収縮作用があり、同様に牛膝、附子も妊婦には投与しないことが望ましい[11)13)16)17)]。

- **大黄《だいおう》**含有処方：大黄には子宮収縮作用および骨盤内臓器の充血作用により流産・早産の危険性がある。また大黄中のアントラキノン誘導体が母乳中に移行し、乳児が下痢をおこすことがある。授乳中の女性には慎重に投与する。
- **芒硝《ぼうしょう》**含有処方：芒硝の子宮収縮作用により、流産・早産の危険性がある。
- **駆瘀血剤《くおけつ》**（**牡丹皮《ぼたんぴ》**・**桃仁《とうにん》**・**紅花《こうか》**・**牛膝《ごしつ》**などが入る）処方：婦人科疾患によく使われる駆瘀血剤に含まれる牡丹皮、桃仁、紅花、牛膝などには、子宮収縮作用があり、流産・早産の危険性がある。
- **附子《ぶし》**含有処方：附子の副作用（舌のしびれ、動悸、悪心など）が現れやすくなる。妊婦、または妊娠している可能性のある女性には投与しないことが望ましい。小児にも慎重に投与する。

4）マタニティーブルー（分娩後一過性精神不安定状態）

マタニティーブルーには、芎帰調血飲《きゆうきちようけついん》が効果的である。周産期うつ病の治療は通常のうつ病の治療と異ならない。しかし、産後に抑うつ状態になった女性のほとんどは、薬物療法を敬遠することが知られている[18]。ただ、漢方薬ならと内服してくれる患者は意外といる[11)13)16)17]。

◎芎帰調血飲《きゆうきちようけついん》

効能：分娩後一過性精神不安定状態[16]。産後の神経症、体力低下、月経不順

投与法：6.0g（分3前、太虎堂　エキス顆粒）×90日分

「虚証」、補血剤

構成生薬：当帰、川芎、地黄、白朮、茯苓、陳皮、香附子《こうぶし》、牡丹皮、大棗、生姜、甘草、烏薬《うやく》、益母草《やくもそう》

出典：万病回春

◎十全大補湯《じゆうぜんだいほとう》（前述参照）

効能：貧血、全身倦怠感、冷え

対象：貧血があり、倦怠感のある妊婦

5）妊婦、産婦、授乳婦への投与

安全性が確立していないので、治療上の有益性が危険性を上回るとされる場合のみに投与する。原則、妊娠12週未満には使用しないほうが無難である。

11. 感冒（風邪）に用いる漢方薬

感冒（風邪）の一般的処方[11)13)14)16)17)]

・葛根湯《かつこんとう》…風邪の初期、青年の風邪
・麻黄附子細辛湯《まおうぶしさいしんとう》…老人や虚弱者の風邪
・香蘇散《こうそさん》…風邪の初期、胃腸虚弱
・小青竜湯《しようせいりゆうとう》…鼻風邪、鼻水、アレルギー性鼻炎
・苓甘姜味辛夏仁湯《りようかんきようみしんげにんとう》…鼻風邪、高齢者や妊婦のアレルギー性鼻炎

1）急性期（発症〈発熱〉3日頃まで）

＜普段元気な人（悪寒・熱感・無汗）＞

◎葛根湯《かつこんとう》

効能：感冒、鼻風邪、頭痛、発熱、悪寒、肩こり、熱性疾患の初期（自然発汗はない）

対象：比較的体力があり、感冒、鼻風邪、肩こり（うなじから背中にかけての強いこわばり）、頭痛、熱のある女性

投与法：7.5g（分3前）/日×3～5日分

「実証」

構成生薬：葛根《かつこん》、麻黄、桂枝、芍薬、甘草、大棗、生姜

出典：傷寒論・金匱要略

◎小青竜湯《しようせいりゆうとう》

効能：鼻風邪、鼻水、うすい水様の痰を伴う咳、クシャミ、鼻炎、気管支炎、アレルギー性鼻炎、咳嗽（花粉症にも使用）

対象：水様鼻水が出てクシャミや咳が頻回に出る女性、アレルギー性鼻炎の女性

投与法：7.5g（分3前）／日×14〜28日分

「実証」

構成生薬：半夏、甘草、桂枝、五味子、細辛、芍薬、麻黄、乾姜

出典：傷寒論・金匱要略

◎麻黄湯《まおうとう》

効能：悪寒、高熱、筋肉痛、関節痛（インフルエンザ様症状、項背部のこわばりより筋肉痛・腰痛・関節痛がひどい）

対象：感冒で高熱、悪寒、頭痛、筋肉痛、四肢、腰の関節痛など身体の痛みと咳が出る女性

投与法：7.5g（分3前）／日×3〜5日分

「実証」

構成生薬：麻黄、桂枝、杏仁、甘草

出典：傷寒論

<普段から、あまり元気がない人（悪寒・熱感）>

◎麻黄附子細辛湯《まおうぶしさいしんとう》

効能：感冒、鼻炎、気管支炎、悪寒、微熱、全身倦怠感、頭痛、めまい、四肢の冷感

対象：老人や虚弱な人の風邪、鼻炎、薄い痰、咳、頭痛、全身倦怠感のある女性、悪寒のみで熱感は少ない女性、寒気が強い女性、無汗（高齢者や病後に使用）

投与法：7.5g（分3前）／日×3〜5日分

「虚証」

構成生薬：麻黄、附子、細辛

出典：傷寒論

◎桂枝湯《けいしとう》（前述参照）

効能：頭痛、発汗、悪寒

対象：風邪のひきはじめ、比較的体力低下した女性や妊婦、高齢者

◎香蘇散《こうそさん》（前述参照）

効能：軽い悪寒、胃腸虚弱で神経質な人の風邪の初期、頭痛、頭重

対象：気うつがあり、胃腸虚弱な女性

◎苓甘姜味辛夏仁湯《りょうかんきょうみしんげにんとう》（前述参照）

効能：鼻汁、クシャミ、顔面蒼白気味（高齢者の花粉症にも使用）

対象：比較的体力低下した、冷え症で貧血気味な女性、高齢者

2）亜急性期（発症〈発熱〉4・5日以後）

◎小柴胡湯《しょうさいことう》

効能：口苦、悪寒、熱感、咳、食欲不振

対象：体力中等度で、感冒による微熱、悪心、口中不快、食欲不振があり、症状がすっきり治らず長びいている女性

投与法：7.5g（分3前）/日×7〜14日分

「虚証」、柴胡剤

構成生薬：柴胡、黄芩、半夏、人参、甘草、大棗、生姜

出典：傷寒論・金匱要略

◎柴胡桂枝湯《さいこけいしとう》

効能：（寒気がのこる）口渇、悪寒、熱感、発汗、食欲不振、肩こり

対象：感冒により発熱、汗が出て悪寒があり、体が痛み、頭痛や吐き気や食欲不振があり、症状が長びいている女性

投与法：7.5g（分3前）/日×7〜14日分

「虚証」、柴胡剤

構成生薬：柴胡、半夏、黄芩、桂枝、芍薬、甘草、大棗、人参、生姜

出典：傷寒論・金匱要略

◎柴朴湯《さいぼくとう》

効能：咳嗽、喉の違和感

対象：気分がふさいで喉のつまる感じがあり、咳が出る女性

投与法：7.5g（分3前）／日×7～14日分

「虚証」、柴胡剤

構成生薬：柴胡、半夏、茯苓、黄芩、厚朴、甘草、大棗、人参、生姜、蘇葉《そよう》

出典：本朝経験方《ほんちようけいけんほう》

◎参蘇飲《じんそいん》

効能：咳、痰

対象：胃腸虚弱で発熱、頭痛、咳・痰が出て、悪心・嘔吐があり、肩・背・首のこりがある女性

投与法：7.5g（分3前）／日×7～14日分

「虚証」

構成生薬：半夏、茯苓、葛根、桔梗、陳皮、大棗、人参、甘草、枳実《きじつ》、蘇葉、生姜、前胡《ぜんこ》

出典：和剤局方

3）回復期（症状が残存したもの）

◎麦門冬湯《ばくもんどうとう》（前述参照）

効能：空咳

対象：顔面が紅潮し、反射性の激しい咳が出て声が嗄《か》れる女性

◎清肺湯《せいはいとう》

効能：膿性痰、切れにくい痰

対象：痰の多く出る咳がある女性、粘っこい痰がからむ激しい咳のある女性

投与法：7.5g（分3前）/日×7〜14日分

「虚証」

構成生薬：当帰、麦門冬、茯苓、黄芩、桔梗、杏仁、山梔子、桑白皮《そうはくひ》、大棗、陳皮、甘草、五味子、生姜、竹筎《ちくじょ》、天門冬《てんもんどう》、貝母《ばいも》

出典：万病回春

◎竹筎温胆湯《ちくじょうんたんとう》

効能：膿性痰、切れにくい痰、黄色痰、微熱

対象：インフルエンザ、風邪、肺炎などの回復期に微熱がいつまでも長びく、（平熱になっても）咳や痰が残り、気が高ぶって眠れない女性

投与法：7.5g（分3前）/日×7〜14日分

「虚証」、柴胡剤

構成生薬：半夏、柴胡、麦門冬、茯苓、桔梗、枳実、香附子、陳皮、黄連、甘草、生姜、人参、竹筎

出典：万病回春

◎補中益気湯《ほちゅうえっきとう》（前述参照）

効能：全身倦怠感、食欲不振、感冒

対象：比較的体力の低下した女性、病後や過労で倦怠感がひどい女性

感冒（風邪）は、西洋医学で投薬されるPL顆粒などは眠気が出るが、葛根湯など漢方薬では眠気が出ないので、受験や大切な面接前は漢方薬処方がお勧めである。ただし、高熱が出て明らかにインフルエンザやコロナウイルス感染などが疑われる場合は、呼吸器内科など専門外来ですみやかに抗ウイルス薬で対応されることが望ましい[11)14)17)]。また、2週間以上こじれている場合も、専門外来に行くことが賢明と考える。

12. 和洋折衷の治療

西洋医学で診断治療し、病態が改善しないとき、また冷えなど漢方医療のほうが適している病態が伴うときは、和洋折衷で治療するのが良いと考える。婦人科疾患の中でとくに漢方治療が有効な疾患でも、必要なら和洋折衷で治療する柔軟さが必要である。

- 月経周辺疾患（月経前症候群、月経困難症）：SSRI（抗うつ剤）や安定剤併用、鎮痛剤併用、ピルやホルモン治療を併用または切り替える
- 月経異常（月経不順）：カウフマン療法を併用する
- 不妊症：ホルモン治療併用、体外受精などを施行する
- 更年期障害：HRT（ホルモン補充療法）やSSRIを併用、精神科を紹介する

13. 漢方薬で注意が必要な副作用

含まれる生薬によっては、長期間の内服によって副作用がおこる場合もあるため、注意が必要である[13)16)17)]。

- **甘草（グリチルリチン酸）**

  副作用：偽アルドステロン血症、低血症、血圧上昇、利尿剤併用に注意が必要である
- **麻黄（エフェドリン）**

  副作用：交感神経興奮作用、動悸、頻脈、甲状腺疾患、心疾患では用いてはいけない
- **附子（アコニチン類）**

副作用：神経毒性あり、舌のしびれ

・**大黄（センノシド）**

副作用：下痢

・**山梔子（ゲニポシド）**

副作用：腸間膜静脈硬化症

山梔子に含まれるゲニポシドが静脈壁の線維性肥厚などを引きおこし、腸間膜静脈硬化症で腸管壊死となり、とくに右側結腸を中心にイレウス（腸閉塞）様状態を発症することがある。山梔子含有漢方薬の長期（5年以上）内服者に、92.6％（95例中）で腸間膜静脈硬化症が発生しているので、長期服用している場合、便潜血陽性（無症状）、下痢、イレウス症状（原因不明）に注意が必要である。山梔子は、加味逍遥散、加味帰脾湯、黄連解毒湯等に含有されている。なお**地黄・石膏**は胃腸障害に注意が要る。

14. 経穴《けいけつ》（ツボ）

鍼灸師は、全身の経脈・経穴に精通して、治療を行っている。しかし、経穴すなわちツボが全部わからなくても、「よく効くツボ」といわれる体の部位をおさえると「冷え症」などがましになることもある。ツボをおすことで血行を良くし、自律神経ホルモンの流れも良くなることで症状が少しでもやわらげば楽になる。漢方医学テキストを参考に、いくつかの例をここに挙げる。やり方は、両手の親指でツボを強くおすと、血の巡りを改善できる（図16）。

・三陰交《さんいんこう》：冷え症、更年期障害、月経困難症、不妊症

内くるぶしの指4本分上にあるツボ

・太衝《たいしょう》：冷え症

足の親指と人さし指の骨と骨が交わるあたりの少しへこんだ部分

・血海《けつかい》：冷え症、月経困難症

膝をまっすぐのばして、膝のお皿の内側にできたくぼみのすぐ上

・足三里《あしさんり》：腰痛、坐骨神経痛

膝のお皿の下にある外側のくぼみから指４本分下の場所[13)]

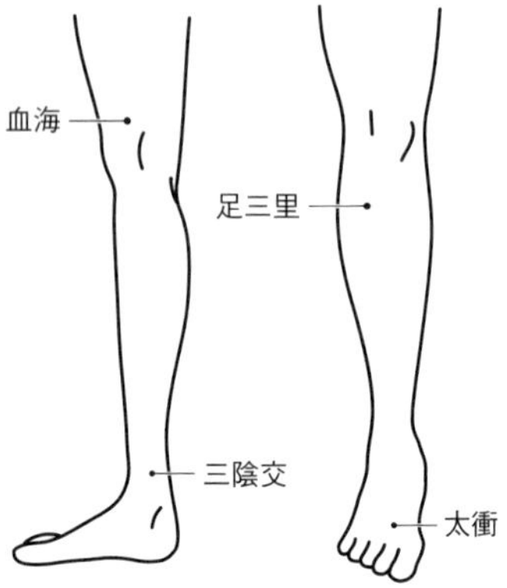

図16　経穴

第 4 章

その他

1. 自律神経調整剤の投薬

精神的には正常範囲で、落ち込みなど抑うつ状態のない場合に、汗、ほてりなどのホットフラッシュや、頭痛、頭重、全身倦怠感、めまい、動悸、吐き気といった自律神経のホルモンバランスの不安定によりおこる症状には、自律神経調整剤グランダキシン（一般名：トフィソパム）[8]を投薬する。乳がん術後などで女性ホルモン剤を投薬できない場合にも使用する。

頭痛の症状では、グランダキシンに併用して鎮痛剤のロキソニン（ロキソプロフェンナトリウム水和物）やカロナール（アセトアミノフェン）などを胃薬と併用する。また、片頭痛による頭痛の頻度が多い場合には、イミグラン（スマトリプタン）やゾーミッグ（ゾルミトリプタン）といった片頭痛治療薬を投与する。頭痛の前兆がでたらミグシス（ロメリジン塩酸塩）を内服するよう指導する。脳血管疾患が隠れていることもあるので、血圧の変化などに注意し、場合により神経内科や脳血管外科などの専門医を紹介する。

めまいの症状では、グランダキシンと抗めまい薬のメリスロン（ベタヒスチンメシル酸塩）を併用し処方する。吐き気まで出る場合は、健胃薬のナウゼリン（ドンペリドン）を併用する。めまいは、耳の疾患であるメニエール病も考えられるので、必ず一度は耳鼻科で耳の検査を受けるよう指導する。

頭痛、めまい、吐き気は、漢方薬で奏功することも多く、グランダキシンと併用し処方することもある。耳鼻科で良性発作性頭位めまい症（BPPV）の診断を受けた場合は、同じ姿勢（デスクワークなど）を長時間保つことが多い人に発症しやすいといわれているので、長時間同じ姿勢をとらないように注意する。また、耳石が原因でBPPVがおこる場合、剝がれた耳石を本来の位置にもどす体操の指導を受けている場合も多いので[19)]、グランダキシンの内服と並行して施行するよう促す。

動悸、息切れの症状では、甲状腺や心臓の機能に異常がなく、貧血も不眠もなければ、グランダキシン投与や漢方薬の併用を行う。

自律神経失調症のホットフラッシュや全身倦怠感、抑うつ気分については、グランダキシンよりもHRTのほうが効果的な場合が多い。しかし、頭痛や頭重、めまい、動悸、吐き気といった症状はHRTではなかなか改善しない。自律神経調整剤のグランダキシンの投与で奏効することが多い。

冷えは自律神経失調症の症状であるが、グランダキシンやHRTでは効かないので漢方薬を投与する[20)21)]。不眠、イライラ、憂うつといった精神症状も自律神経失調症の症状ではあるが、グランダキシンは精神安定剤ではないので効果は期待できない。肩こり、腰痛、手足の痛みにもグランダキシンは効かない。鎮痛剤や漢方薬処方、プラセンタ療法、サプリメント使用、ストレッチ運動などを行う[1)2)3)]。

2. プラセンタ療法

人の胎盤から抽出した物質（蛋白アミノ酸製剤：胎盤絨毛《じゅうもう》分解物の水溶性物質）を、注射液で皮下または筋肉内に注射する（メルスモン注射液、ラエンネック注射液使用）。週1～2回、1回1A（アンプル）2mlの皮下注射を施行する（1日1回1Aまでしか保険適用はない。40～59歳まで。それ以上の年齢は保険適用外）[8)22)23)]。

メルスモン注射液の効能書きには、1日1回2mlを毎日または隔日に皮下注射すると記載されているが、実際にそのとおりにすると動悸の副作用が出てくることが多く、更年期障害の患者の治療には、週1回、1回1A2ml投与を行うのが一般的と考える。

症状がおさまってきたら、2週間に1回～4週間に1回など減量すれば良い。大半の患者では3〜6カ月間、週1回注射に通院し、その後は2週間ごとなど、患者と症状を診ながら減量していく。急にやめてもリバウンドで何か症状が出るわけではないが、一旦治療をやめてしばらくしてから、メルスモン注射があったほうが楽で良いと再開を希望する患者も多い。効能には個人差があり、2年以上使用している患者もいる。

乳がん術後患者には、使用しないほうが良い（ずっと以前、日本女性医学学会において、日本乳腺外科学会の会長が、プラセンタ療法でホットフラッシュは改善するが、いくらホルモンではない蛋白アミノ酸製剤といわれても、乳がん術後患者にプラセンタを投与し乳がんが再発しないという証拠がないので、投薬しないでほしいと懇願されたため）。しかし、家系に乳がん患者がいても、本人が乳がん患者でなければ、基本プラセンタはホルモン剤ではないので投与している。

プラセンタの注射液は、人の胎盤から抽出した物質であり、輸血するのと同じ取り扱いになる。そのため、注射部位の疼痛・発赤などの副作用、ウイルスや細菌に対する安全性、ヤコブ病に対する安全性、輸血を受けた人同様に献血ができなくなることの同意書が必要であることを初回に説明する。また、使用した注射液のロット番号は、記録を残す必要がある。当院では、事前に、効能・効果のほか副作用、日本乳腺外科学会が乳がんの誘発や再発の原因になる可能性を否定しきれないため、乳がん術後患者へのプラセンタ注射投与はやめる方向に見解を示した旨を説明した上で、同意書を得てから開始している。

同成分をサプリメントの形で内服する方法（自費診療）もある。プラセンタのサプリメントは、処方しても保険適用されない。メルスモンプラチナリキッド（ウマプラセンタ）など、飲むプラセンタは、効果はあるものの費用は健康食品扱いとなる。メルスモンの保険適用病名は、更年期障害、乳汁分泌不全、ラエンネックの保険適用病名は、慢性肝疾患における肝機能の改善のみ[8]で、プラセンタの効能の関節痛、肌あれ、シミ、しわ、乾燥肌、アトピー性皮膚炎、筋肉痛、神経痛、膠原病《こうげんびょう》、うつ、不眠、慢性疲労、肩こり、腰痛、手足の痛み、脱毛、気管支喘息、花粉症など[22)23)24)]は自費診療となり、保険は利用できない。

治療にあたり、日本女性医学学会やアンチエイジング学会で幾度となく有効な発表を聞き、多くの文献を読み、効能書に書かれている注意にそって使用してきた。注射部位の疼痛や発赤の副作用を認めた人はごくわずかにいたが、効能のとおり副作用はほとんどなく、使用しやすい薬剤だと思う。

なお、中国では、秦の始皇帝が薬理作用をもつ胎盤を「不老不死」の薬の１つに用いたといわれ、明の時代には「紫河車《しかしや》」の名前で呼ばれ、楊貴妃も使用したという生薬《しようやく》の１つである[22)]。

3. サプリメント

サプリメントは、保険診療はできないので自費であるが、大豆イソフラボンのエクオール（エクエル）[25)26)]や、大豆イソフラボンアグリコンのアグリマックス（ドクターアグリマックスＳ）[27)28)]などのサプリメントは、更年期症状のホットフラッシュ、萎縮性膣炎、性交痛、めまい、耳鳴り、口の渇き、認知機能障害（物忘れ）、不眠、不安、関節痛、筋肉痛など多岐にわたる症状改善が期待できる。必ずしも効能どおりの効果がすべて出るわけではなく個人差もあるが、一部の効果は期待できる。

月経不順が始まった周閉経期の「ゆらぎ」状態の頃に、とくに効果を期待できるように思う。大豆イソフラボンは、ホルモンではないがホルモン様効果を発揮し、閉経後の投与では不正性器出血などの心配がほぼなく、高齢女性でも安心して内服できる。

使用方法は、毎日１回４錠など、定量内服するものが多い。なかには、一旦閉経したが実は「ゆらぎ」状態で、不正性器出血を認めたことが何回かある。一般ホルモン剤の1/1000～1/100の効果しかない[26)]といわれているものの、微量でも反応して性器出血する人がいるので、その場合、子宮がん検診の施行と血中女性ホルモン濃度の確認は必須と考える。

ごくまれに、サプリメントで若返り（よみがえり）をする人もいる。エクオールもアグリマックスもサプリメントではあるが、かぎりなく薬剤に近い効果が期待できる人もいるという、日本女性医学学会での発表を聞き、副作用がほとんどないため、幅広い活用が望めると思った。

4. ハーブやアロマテラピーなど

ヨーロッパなど西欧諸国では、昔から漢方薬よりハーブをお湯で煮出して飲むといった風習がある。また、抽出した精油の香りで精神的安定をはかるアロマテラピーも、一般的に行われている。日本でも香りをブレンドして楽しむ平安貴族の宮廷文化が、香道として現在の一般庶民に継承されている。

ドライハーブを小袋に入れたりハンカチで包んだりして、浴槽に 10 分間ほどつけて入浴するなど、自分の気に入った香りでリラックスするのも更年期障害の治療の１つと考える。ただ私は、ハーブや香道は専門外のため、詳しくは専門書に譲る[29][30][31][32]。

ハーブの効能（一例）

・ローズ：女性ホルモンのバランスを整える。幸福感を高め、イライラを鎮める。

・カモミール：甘い香り。気持ちを落ち着かせる。不眠や冷え、肌あれなどを緩和する。

・ラベンダー：爽やかな甘い香り。イライラやクヨクヨする気持ちを和《やわ》らげる。緊張をゆるめる。落ち込んだ気分を癒す。

・マリーゴールド：月経に伴う痛みを和らげる。月経前症候群にも効果が期待できる。

・レモンバーム：レモンに似た香り。落ち込みを和らげる。リラックス効果があり、憂うつな気分を改善する。

香材の効能（一例）

・白檀《びゃくだん》：温かみのある柔らかい甘い香り。炎症を落ち着かせる。

・甘松《かんしょう》：少し土っぽい香り。鎮静作用がある。

・鬱金《うこん》：カレー粉の原料としても有名で、若干土っぽい香り。リラックスする。自律神経を整える。

5. セルフケア（心と身体をいたわる方法）

精神科のカウンセリングは患者の訴えを傾聴（聞く）することと受容（受けとめる）することが重要であるが、産婦人科の更年期障害では、精神的には正常範囲であるので（中にはボーダーラインの人もいる）、セルフケア（心と身体をいたわる方法）でかなり症状が改善する人もいる。セルフケアで更年期症状を和《やわ》らげるために最も大切なのは、リフレッシュを心がけてストレスをためないようにすることである。PC 操作などで、長い時間同じ姿勢を取り続けないように心がけることも必要である[29)30)33)34)]。

主なセルフケアの方法

・身体を冷やさない：ゆっくりと 38〜40℃くらいの湯船につかる。腰回りを温める。

・食生活を見直し、規則正しく食べる：セロトニン（脳内神経伝達物質の 1 つで、分泌されると幸せな気分を感じやすくなり精神が安定する）が増える食材やビタミン B_6 を含む食材、体を芯から温める食材を摂る。例えば、赤身の肉や魚、レバー、大豆、バナナ、プルーン、生姜、ニンニク、唐辛子など。セロトニンを減少させるカフェインやアルコールの摂取、喫煙は控える[29)30)]。セロトニンが不足するとイライラや不安などのストレスを感じやすくなり、精神的に不安定になり、うつ病を発症する原因にもなりうる。

・良質な睡眠を十分にとる：夜ふかしや昼夜逆転の生活は避け、6～8時間の睡眠をとる。起きたらすぐ30秒程度でも良いので太陽の光をあびるのも、夜の良質な睡眠に効果的である。眠気を誘う温かい飲み物をのむ（カフェインは含まないもの）。例えば、白《さ》湯《ゆ》、生姜湯、ハーブティー、ホットミルクなど。ホットミルクに含まれるアミノ酸のトリプトファンが代謝されてセロトニンに変わり、メラトニン（睡眠ホルモン）の分泌を促す[29)30)]。

・適度な運動：15～30分ほどのウォーキングをする、移動に車を頻用しないなど、身近なことからトライする。外出や、血行を良くするストレッチを行うことは、気分転換にもなる。

1～2時間、座ってPCなどの操作をしたときは一度起立し、平らな壁に背をむけて後頭部、肩甲骨、臀部、踵をつけ、30秒～1分間、全身の力を抜いてまっすぐ前を見て立つ。背骨（椎体骨）が本来の湾曲に戻り、すっきりした楽な姿勢になるので、その姿勢のままで再度椅子に座り、背中が丸くならないように意識する。壁に背中をつけて脱力してまっすぐ立つことで身体が楽になり、肩こりや腰痛を防ぐ効果が期待できる。また、椅子に座ったまま片脚を前に伸ばし足首を直角に曲げ（屈曲）たり、そらしたりし、さらにその脚の後部筋肉を伸ばしたりして脚の血流を促す（図17a）。脚を前後に広げ後脚の前部の筋肉を伸ばすことを意識したりすることで、段差でけつまずくようなことがないように筋肉を鍛える。脚を上げているつもりで上がっておらず、転倒することを防ぐ運動である（図17b）。

猫背にならないよう、①椅子に座って両腕を上げ脇の筋肉を伸ばす、②両腕を前に伸ばして両手を組んだまま背中を丸め、腰の後部、背筋群を伸ばし、手の甲を表にしたり裏にしたりする（図17c）。①と②を交互に5回

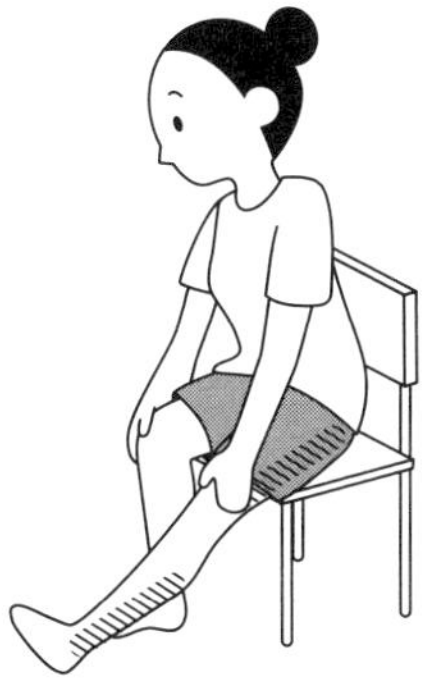

足首を直角にして片脚を前に伸ばし、
脚の後部筋肉を伸ばす

図17a　脚の血流を促す

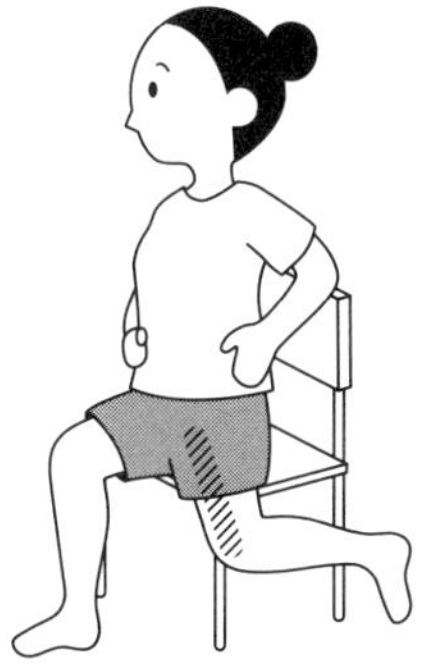

脚を前後に広げ、後脚の前部の筋肉を伸ばす

図17b　けつまずかないようにする運動

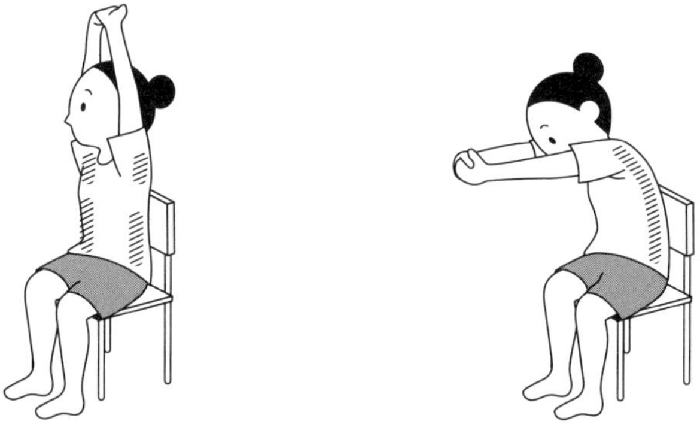

①腕を上げ、脇の筋肉を伸ばす　　②背中を丸め、腰の後部、背筋群を伸ばす

図17c　猫背を防ぐ運動

程度行うようにする。これは肩こりを防ぐのにも効果的である。安静状態から徐々に筋肉を動かし、伸ばしている部分を意識し、息を止めないようにして気持ちよく感じるところで10〜15秒伸ばし続ける。

座ったまま肩こりを防ぐ目的としては、肘を伸ばし、両手を水平に上げてゆっくり腕だけ左右に振り回す（図17d）。

腰痛を防ぐため、鉄棒や階段の手すりなど自分の身長より20〜25cm高いところにぶら下がり、少し膝を曲げて地面に足をついて良いので、全体

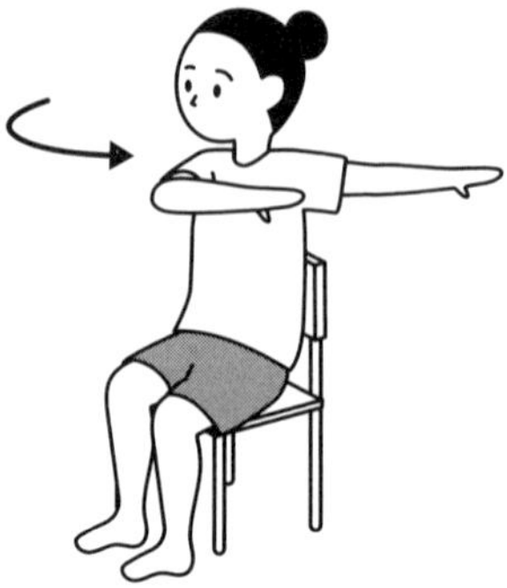

肘を伸ばし、両手を水平に上げて左右に振り回す。顔はまっすぐ前をむける

図17d　肩こり防止体操

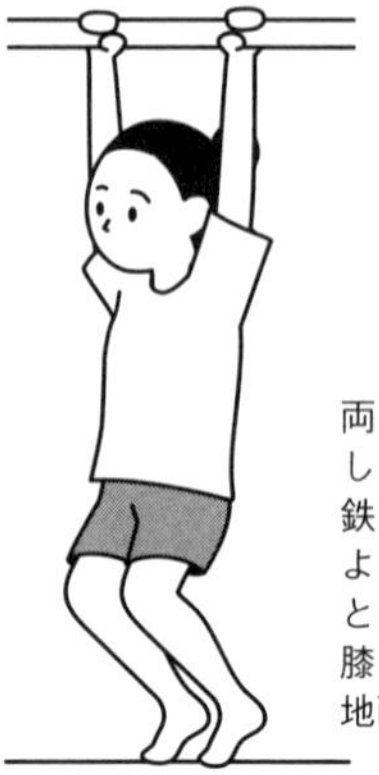

両手を肩幅の広さにして階段の手すりや鉄棒など自分の身長より20～25cm高いところにぶら下がる。膝を軽く曲げて足は地面について良い

図17e　腰痛防止体操

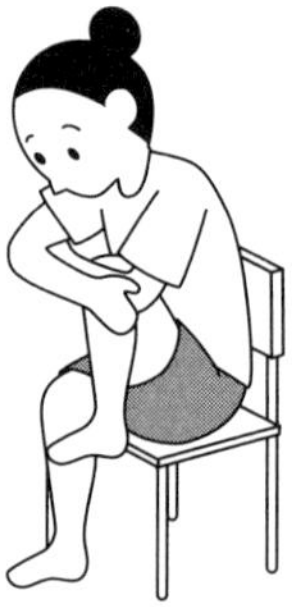

片膝ずつ脇に引き寄せる

図17ｆ　腰痛防止体操

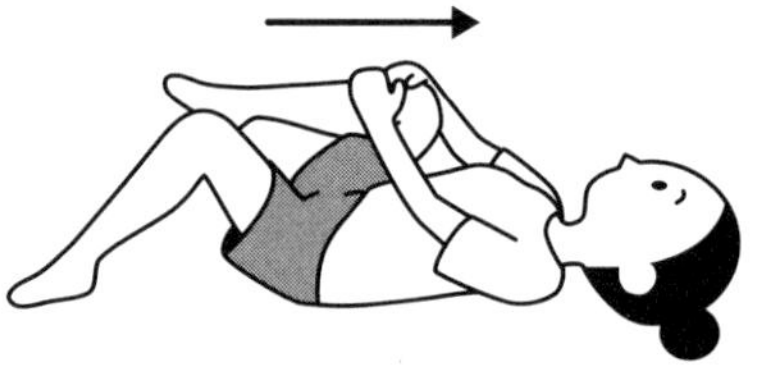

仰向けでの体操

図17ｇ　腰痛防止体操

重をかけて背中（脊椎）を伸ばしたまま15～30秒保持する（図17e）。また、椅子に座り片脚ずつ膝を曲げて両手で抱え、持ち上げたまま15秒保持する。片脚ずつ脇に引き寄せることを交互に行う（図17f）。仰向けでの腰痛予防体操としては、片膝を抱え込み胸に近づけるようにして5秒止める。次に、もう片方の膝を同じように曲げる。交互に5回繰り返す（図17g）。運動で痛みが出た場合はすぐに中止し医師に相談する。

畳1畳分くらいの広さ（90cm × 180cm程度）があれば、その空間の

180cm 分を、小走りでジタバタと移動することを繰り返す（20 秒移動し 10 秒休憩するのを１セットとする）。５セットでもたった２分 30 秒だが、少し汗ばむほどの良い運動になり、気分転換にもなる。１日１回５セットを週３回もすれば良いと思う（いつのアンチエイジング学会だったか忘れたが、ジタバタ運動を発表されていた先生がいた。良いなあと思い実際に指示どおりに行おうとしたが、きつすぎて続けることができなかった。上記程度であれば継続することが可能であった）。

・リラックスできる時間をすごす：何事もがんばりすぎず、適度な休憩を心がける。好きな音楽を聴いたり、ゆったり本を読んだりしてみる。アロマオイルやハーブなどで、安らぐ香りを取り入れるのも良い。趣味を楽しむ時間を持つようにする[29)30)33)]。

6. 更年期の抑うつ状態の治療法

更年期障害の抑うつ状態とうつ病とは似ているが、少し違う。更年期の抑うつ状態の特徴は、体がしんどくてだるく、やる気がおこらず、何をするのも面倒くさい。この面倒くさいのがメインである。抑うつ気分といっても良いかもしれない。更年期の抑うつ状態は HRT で軽快することもある[34)]。しかし、うつ病の場合は、HRT でホットフラッシュは軽快しても、うつ病そのものが軽快することはない。

うつ病の特徴は、体がしんどく、やる気がおこらず、マイナス思考がひどく食欲も落ち、死にたくなるといった話をする（DSM-5、ICD-10）[36)37)]。更年期の抑うつ状態と決定的に違うのは、面倒くさいのではなく、マイナス思考で何事も悪い方向に考えてしまうところである[35)]。「食欲が落ち、死にたい」というキーワードが出たときは、迷わず患者を精神科に紹介することを勧める。

産婦人科で希死念慮のある患者を診療することは難しすぎる。精神科の医師でも、投薬し加療していても自殺願望があるうつ病患者の自殺をくいとめるのは、困難なことがある。希死念慮のある患者には、精神科専門医師の適正な投薬加療や、カウンセリングなどの精神療法が必要である。漢方薬だけで希死念慮は加療しきれないと考える。

また、気分変調症（双極性障害）や統合失調症によって心身ともに倦怠感が出ている更年期の女性が、更年期障害と勘違いして受診することもあるので、更年期抑うつ症状と精神科疾患の鑑別は大切である。

診察室に入室した患者が、ひどくマイナスのオーラのようなもの（陰気）を発していて、診療する医師である私が話を聴いているだけで、何か重苦しくしんどくなってしまい、元気を吸い取られてしまうような気がするときは、要注意である（精神科の熟練した医師にそのことを伝えたら、産婦人科の私になぜそれがわかるのかと問われ、1年間病院の精神科外来で勉強した経験からそう思うというと、すごく納得されたことがある）。そういう陰気を発する患者は、精神科を受診するべきだが、更年期障害と思い込んで産婦人科外来に来ることがある。患者が診療を希望しても、産婦人科では無理だと伝え、一度精神科を受診するよう説得し、精神科の診療情報提供書を作成しないといけないと考える。精神科の予約が入るまでの間は、ひとまず漢方薬の抑肝散《よくかんさん》、抑肝散《よくかんさん》加《か》陳《ちん》皮《ぴ》半《はん》夏《げ》などを投薬し、時間をかせぐ。

不眠についても、漢方薬には即効性のある睡眠導入剤はあまりないので、西洋医薬の睡眠導入剤を精神科で投薬してもらうよう説明し、眠れないためにおこる全身倦怠感は、できるだけ早くましにしたほうが良いことを伝える。産婦人科で西洋医薬の睡眠導入剤を出してしまうと、患者は精神科に行かずにそのまま産婦人科で投薬を希望し、再度来院する。

更年期障害の抑うつ状態で、陰気を発していない、軽症のうつ病に近い状態であり、まだ希死念慮のない患者では、漢方薬や少量のSSRI（選択的セロトニン再取り込み阻害剤）、安定剤などを投薬し、乗り越えられることがある。

患者の抑うつ状態を、患者が乗り越えられるまで診療しようと覚悟できるなら、西洋医薬の安定剤や睡眠導入剤などの投薬も併用し、治療・経過観察をしても良いと考える。しかしこの場合、産婦人科で通院精神療法などの保険診療はできない。睡眠導入剤やSSRI、安定剤などを投薬し、精神科と同様の診療をしても、あるいは通院精神療法や認知療法・認知行動療法などの精神療法を施行しても、精神科と標榜しなければ、現在の保険適用とはならない。だからといって産婦人科の医師が、専門的な精神科の勉強をせずに更年期障害の抑うつ状態を保険診療しようと、精神科を標榜するのは無謀である。本物の陰気をいっぱい発する精神疾患の患者が治療を希望して来院するため、こちらの元気が全部吸い取られ産婦人科医師のメンタルが損なわれ病気になってしまうことがあり、気分転換し、うつ病などにならないよう注意が必要である。

産婦人科では、漢方薬やホルモン補充療法、プラセンタ療法などは保険を利用できる。しかし、精神的な話を聴くカウンセリングについては、自費診療となる。そのことをあらかじめ説明し、また診療後も長時間診療に時間をかけた正当な料金であることを患者に再度説明し、了解を得る必要がある。そのため、最初から診療所の外来受付などに料金請求システムの説明や、自費料金について（例えば、30分で1500〜2000円など）記載する必要がある。形式上、保険診療と自費診療は同じ時間帯で行わないようにしなければならない。保険診療したあとに、自費診療を行った形となる。

更年期女性の精神的な話を聴くカウンセリングのポイントは、とにかく話を聴くこと、患者のおかれた状態を理解し受けとめることが重要で、傾聴と受容が主体となる。話の途中で医師が意見をいう、反論するなどすると、患者は黙って話をしなくなったり、感情的になって怒ったり泣いたりすることもあるので注意が必要である。ただ話を聴くだけでも、「やっとちゃんと話を聴いてもらえた」という安心感や満足感を得て、治療の第一歩となることが多々ある。

話を聴くうちに、話の内容が多方面のことにおよぶか、同じ内容の話ばかりを繰り返しているかなど観察することで、産婦人科で対応できそうか無理かの判断もできる。

医師の顔を見て話せる患者は、更年期障害の範囲である可能性が高いが、とくに悲しいできごとがあったわけでもないのに、マイナス思考で何もかも悪い方向に考えてしまい、話すうちに涙を流して泣きながら状態を話すような場合は、軽症うつ病エピソードの範囲が疑われると考える。

抑うつ状態のひどい患者は、「どうされましたか？」と尋ねても、うつむいて黙ったまま、医師の顔を見ることもできずに涙を流し、声もとても小さく、なかなか自分の状況を話せないようなことがある。そのような場合はうつ病を疑い、精神科への診療情報提供書を作成したほうが良いと考える。

「歯茎がシガシガし、歯科や口腔外科に行っても異常なしといわれる」など、口腔内の違和感の話題を訴える更年期女性には、嫁姑問題や近隣住人との人間関係の不平・不満などを抱えていることがあり、身体表現性障害が疑われることが多い[35)38)39)]。

「喉の奥が詰まった感じ」や「胸がつかえる感じ」は半夏《はんげ》厚朴湯《こうぼくとう》で上手く症状が改善することが多いが、口腔内の症状を訴え歯科で異常なしといわれた人には、最初から「更年期障害ではない可能性が高い」と説明し、精神科に相談に行くことを勧めている。

【症例1】
52歳女性、会社員、閉経50歳
主訴：易疲労感、憂うつ、イライラ、不眠（途中覚醒：途中で何度も目が覚める）
49歳頃、職場で部署が変わり、仕事の内容も周囲の人も環境も変わってしまった。月経不順やホットフラッシュが出て、50歳で閉経し他院産婦人科でHRTや漢方薬（抑肝散《よくかんさん》）投与を受けている。今はホットフラッシュはないが疲れやすく、憂うつでイライラし、夜寝ていても何度も目が覚める。何もしていないのに悲しくなって涙が出る。

血液検査：貧血なし、生化学検査異常なし、甲状腺機能検査異常なし
心理検査 SMI：84点、**SRQ-D**：25点、**SDS**：60点
処方：パキシル錠10mg（パロキセチン錠10mg：SSRI）：1錠、メイラックス錠1mg（ロフラゼプ酸エチル錠1mg）：1錠、ガスモチン錠2.5mg（モサプリドクエン酸塩錠2.5mg）：1錠を（分1夕食後で）14日分処方し、多少軽く吐き気の副作用が出ても内服可能と確認（副作用の眠気や吐き気が嫌で飲み続けられない人もいる）したのち、さらに28日分処方し、約1カ月ごとの通院とし、経過観察。2〜3カ月の投薬で、「楽です」と軽快傾向が出たので、そのまま、ホルモン剤、漢方薬、上記のSSRI併用継続投与を、54歳まで、約2カ月に1回の通院で施行。「トンネルを抜けたみたいに楽。乳がんや子宮がんが怖いのでホルモン剤をやめたい」と申し出あり。55歳の誕生日の頃（閉経から5年経過）で治療終了。

SSRIを2〜3カ月の投薬で軽快傾向が出れば、産婦人科での治療継続が可能であるが、パキシルを20〜40mgへと変更していかないと状態が軽快しない場合は、精神科領域のうつ状態と考え、産婦人科での治療継続は無理であることをはっきり患者に伝え、精神科を紹介する。

7. 子宮筋腫、子宮内膜症、子宮腺筋症、子宮内膜増殖症

45〜56歳の更年期女性では、まだ月経が周期的にしっかり来る正常範囲のホルモン状態で、子宮筋腫や子宮内膜症、子宮腺筋症を合併し、月経痛や過多月経、頻回月経など不快な症状に悩まされている人が少なからずいる。その場合は、閉経するまでの間、少しでも状態を緩和するために、以下のような治療が考えられる。

①漢方療法や止血剤、鎮痛剤などを使用する対症療法。②ディナゲスト

1mg 2錠/日を毎日内服（分2朝夕食後）することで、月経周期7日目程度の卵胞ホルモンの血中濃度を維持し月経量を減らすか、または月経らしい月経を来させない治療（OC：経口避妊薬／LEP：低用量エストロゲン・プロゲスチン配合剤〈ピル〉は、40歳以上では血栓症の問題などから処方していない)。③ミレーナ52mg（子宮内黄体ホルモン放出システム）という黄体ホルモンを付着させた避妊具を子宮内へ挿入（5年ごとに交換必要）する治療。④ GnRH投与（偽閉経療法：脳下垂体でGnRHの働きを抑える）としてリュープロレリン酢酸塩1.88mg（LH-RHアゴニスト）を4週間に1回皮下注射か筋肉注射（上腕、臀部、下腹部などへ注射)、またはレルミナ40mg（LH-RHアンタゴニスト）1錠/日を毎日内服（食前で朝、昼、夕いつでも良いが毎日同じ時間で内服が原則、注射も内服も6カ月を超える投与は行わない）することで治療する[1)2)4)40)]（骨粗鬆症に注意。また動物では1年連続投与や2年連続投与で下垂体腫瘍の報告があるため注意が必要)。

なお、効能書には6カ月を超えて4週間に1回の注射をしないよう注意喚起が記載されていたが、どこにも偽閉経療法を6カ月間施行後、6カ月間休薬しなければならないという記載はなかった。できるだけ偽閉経させる治療と治療の間隔を、最低6カ月間はあけるようにしているが、6カ月たたないうちに再度過多月経の症状が出て貧血に至る症例もあり、現実的には3～4カ月休薬後、過多月経が再発しそうになれば6カ月間隔があいていなくてもGnRH療法を再開することがある。

⑤粘膜下筋腫などがあり、治療しても不正性器出血が継続するなど、治療効果が弱い場合は、手術可能な病院を紹介し適宜手術治療を勧める。子宮筋腫、子宮内膜症、子宮腺筋症、子宮内膜増殖症がある場合、大半の患者は月経痛があり、器質性月経困難症の病名がつくので、定期的に超音波検査や血液検査を施行し、現状の病巣の治療による状態変化の説明や、症状の有無について確認し、治療効果を評価する。それにより、治療方針も、同じ治療で経過観察するか、治療法を変更するか、手術療法にきりかえるかなど検討する。また、血栓症のリスクや副作用についても確認し、

十分な水分摂取を促し、脱水に注意するよう指導することで血栓症発症を防ぎ、経過観察する。

なお、こういった疾患のある患者が、閉経してHRTを施行すると、10%程度の患者に、月経が再来し貧血を発症し、症状がぶりかえすことがある。HRTを施行する場合は、十分に患者への説明が必要である（せっかく貧血を治して、治療後閉経までたどりついたのに、再度月経が発来し、最初から子宮筋腫の治療を再開するのは大変である）。しかし、小さい子宮筋腫や軽い子宮腺筋症などを合併しながら閉経した患者の約90%は、HRTの施行で更年期障害の症状が軽快した。血中卵巣ホルモン濃度に注意して治療すれば、副作用の不正出血や乳房緊満感もおこらず、日常生活の質が保たれ、上手く更年期を乗り越えることができると考える。

最近、新薬でエステトロール（E_4）とドロスピレノンの合剤（アリッサ配合錠）が月経困難症の効能で2024年12月に発売され、子宮内膜症への効果が認められている。

体内に存在するエストロゲン（天然型）は水酸基（OH）の数によって4種類（E_1：エストロン、E_2：エストラジオール、E_3：エストリオール、E_4：エステトロール）存在する。

E_4は、E_2と同様に膣、子宮内膜、骨、血管系、脳でエストロゲン活性作用を示すが、E_2と異なり乳房上皮細胞増殖作用を弱め、抗凝固作用を発揮する。月経痛に効果があり、乳がん発症率がE_2より低く血栓症もおこしにくい[41)42)]。OC/LEP（低用量ピル）は40歳以上で血栓症の問題で投薬が困難であったが、将来更年期の子宮内膜症の治療にも、効果が期待できると考える。

8. 月経前症候群（PMS）

45〜56歳の更年期女性で、まだ月経が周期的にしっかり来る正常範囲のホルモン状態にあり、月経前症候群（PMS）で月経前に気分の落ち込みや集中力低下、イライラや暴力的になるような精神変化で悩まされている場合、①漢方療法を使用する対症療法、②ディナゲスト1mgを2錠／日を毎日内服（分2朝夕食後）で月経周期D7（7日目）程度の卵胞ホルモンを維持し月経量を減らし、月経らしい月経が来ないように仕向ける（OC/LEPは40歳以上では血栓症の問題などから処方しない）といった方法がある[1)2)4)]。①も②も閉経するまで投薬継続する。またセルフケアも勧める[33)]。

日常生活に支障を来す月経前不快気分障害（PMDD）に近いPMSでは、③月経開始からD14（14日目）頃から、あるいはD20（20日目）頃（月経前10〜14日前）から抗不安剤（リーゼ5mg：クロチアゼパム5mgやメイラックス1mg：ロフラゼプ酸エチル1mgなど）や抗うつ薬のSSRI（パキシル5mg：パロキセチン塩酸塩水和物5mgなど）を、1日1回0.5〜1錠で毎日内服するよう投薬し、月経が発来したら月経D1（1日目）で投薬終了するやり方を繰り返す方法がある[39)]。その場合、副作用で眠気がおこることがあるため、自転車やバイク、自動車といった乗り物の運転には注意するよう指導が必要である。また、SSRIは吐き気などの胃腸障害を訴える場合もあり、胸やけを抑える胃腸薬（ガスモチン2.5mg：モサプリドクエン酸塩水和物2.5mgなど）の併用が必要なこともある。

PMSで③の方法で上手くいく範囲の人は、徐々に飲み忘れや飲まなくても落ち込みがなくなってくれば、投薬終了する。③の方法で2〜3カ月経過観察しコントロール不良であれば、迷わず精神科を受診するように勧め、紹介状を記載したほうが良いと考える。

私見であるが、精神科の医師はPMSに対して、基本うつ病の治療と同じ取り扱いをし、抗うつ薬の投与もほぼうつ病の患者に対してと同様に対処されるように思うが、うつ病の場合とPMSの場合では、SSRIの作用機序が違うように思う。GABA《ギャバ》（A）受容体を介して強力な抗不安作用を有するアロプレグナノロンは、3α-HSDにより変換されたプロゲステロンの代謝産物であるが、PMSの女性の血清アロプレグナノロンレベルは、黄体期に正常女性よりも有意に低い[39]。SSRI の直接作用により、3α-HSD 活性が上がり、脳内のアロプレグナノロンレベルが上昇するため、SSRI が PMS に有効で、GABA（A）受容体を介して強力な抗不安作用を示すと考えられる。うつ病患者では、SSRI が作用するときにプロゲステロンの代謝産物は関与してこない。

PMS の治療に、上記のように SSRI を使用してもコントロールが不良な場合、これは PMS ではなく、PMDD もしくはうつ病患者が月経前にさらに抑うつ状態がひどくなると考え、毎日 SSRI を使用するような精神科疾患として治療の必要がある。

9. 排尿トラブル

「トイレが近くてがまんできない」「おしっこがもれる（ちびる）」「下腹部の違和感」「股間にピンポン玉があるような感じがする」「おしっこが出にくい」「排尿したのにまだ残っているような気がする」といった症状の原因の1つに、骨盤内臓器脱（膀胱、子宮、直腸など骨盤の中の臓器が下がり、膣から外に出てくる状態。子宮脱、膀胱脱、直腸脱など）がある[1)2)]。

頻尿（トイレが近くなる）や切迫性尿失禁（急に排尿したくなり、がまんできずにもれる）の治療をしてもなかなか治らない場合、骨盤内臓器脱で、臓器を支える骨盤底筋が弱くなってゆるんでいる可能性がある。朝一番のおしっこは普通に出せても、日中立っている時間が長くなると膀胱が下がり、尿が出にくくなる。しばらく横になって膀胱の位置が上がると、おしっこを全部出せる。入浴も、膀胱や臓器の位置を上げることに役立つ。

臓器の下垂が軽度で症状も軽度なら、骨盤底筋体操を指導する[43]。症状がなければ、治療の必要はない。臓器が下がる自覚症状はなくても軽度の腹圧がかかったときに尿がもれる（ちびる）ときは、骨盤底筋体操を行い、臓器を支える筋肉を鍛えると、臓器が下がるのがましになる人もいる

（毎日約６カ月間継続）。軽症な場合は、HRT も有効である[4)]。

更年期女性の膣粘膜の萎縮には個人差があり、エストロゲン膣錠を自己挿入できる場合は、エストリール 1mg 膣錠を週 1〜2 回挿入で投与する。自己挿入が困難な場合は、40〜50 代ではエストロゲン製剤の内服や経皮製剤とエフメノ 100mg 1 カプセルを併用し、60 歳以上ではエストリール 1mg 1 錠内服とエフメノ 100mg 1 カプセルを週 1〜2 回投与する。頻尿や尿もれの頻度により神経因性膀胱治療薬（バップフォー 10mg、20mg：プロピベリン塩酸塩 10mg、20mg）も 1 日 1〜2 錠投与を内服併用する。また漢方薬の猪苓湯《ちょれいとう》 7.5g（分 3 前）などを内服併用することもある。

中等度の骨盤臓器脱は、臓器が下がる自覚症状があり、頻尿、切迫尿失禁などの症状が出る。治療はペッサリーリングの留置か手術になる。重症で、ペッサリーリングを入れてもすぐに脱出するような場合や、まだ性交する機会がありペッサリーリングを留置するわけにはいかない場合は、手術を勧める。最近では、自費診療でレーザー焼灼《しょうしゃく》による治療も行われているようである。女性泌尿器科など専門医を紹介する。

症状を悪化させないために、次のようなことを指導する。日常生活では、できるだけ重いものを持たないようにする。買い物袋は手に持たず、キャリーカートなどを利用する。乳幼児は座ってあやすようにする。腹部を締め付けないようにする。便秘をしないようにする。肥満にならないよう注意する（体重が増えると腹部〈骨盤内〉にかかる力が大きくなる）。

骨盤底筋体操[43)]

①仰向けの姿勢で行う場合（図 18a）

仰向けに寝て、足を肩幅に開く。膝を少し立て、体の力を抜き、肛門と膣を締め、締めたままゆっくり「1、2、……5」と５つ数える。５つ数えたら力を抜き、また締めるといった動作を繰り返す。

②肘や膝をついた姿勢で行う場合（図 18b）

床に膝をつき、腹ばいになりクッションの上に肘をついて手に顎をのせ

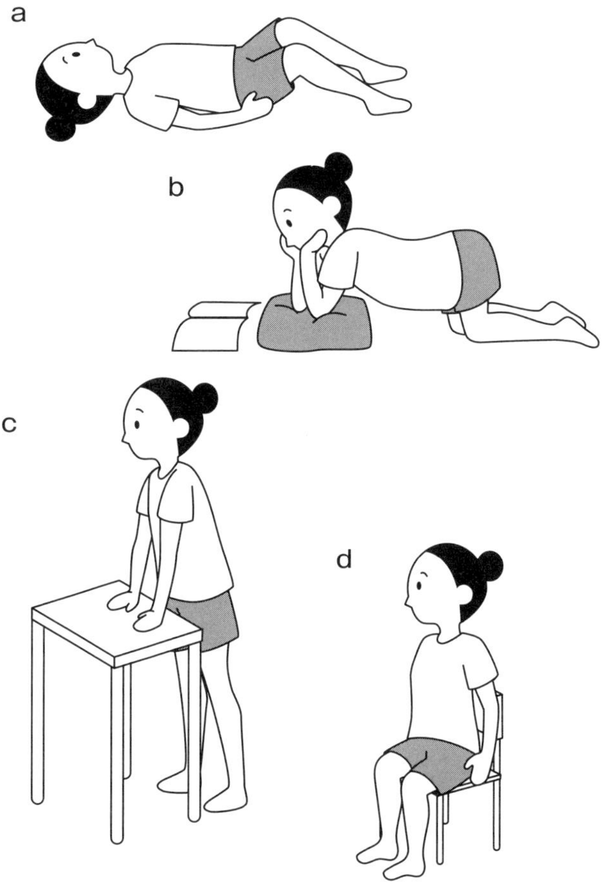

図18　骨盤底筋体操

る。次に肛門と膣を締め、①と同様の動作を繰り返す。

③机にもたれた姿勢で行う場合（図 18c）

机のそばに立ち、足を肩幅に開く。手も肩幅に広げ、前にある机に手をつく。その姿勢で、体重を全部腕にのせて、背中はまっすぐに伸ばし、頭を上げて前を見る。肩とお腹の力を抜いて、肛門と膣を締め、①と同様の動作を繰り返す。骨盤底筋の動きを最も感じやすい姿勢で、机以外にも、台所のシンクや食卓テーブルなどを使って行える。

④座った姿勢で行う場合（図18d）

椅子に座って床につけた足を肩幅に開き、背中をまっすぐに伸ばし、頭を上げて前を見る。肩の力を抜き、お腹が動かないように、またお腹に力が入らないように気を付けながら、ゆっくり肛門と膣を締め、①と同様の動作を繰り返す。

骨盤底筋の締まることを自覚できる場合は、「速く締める・締めたままで3～5秒間保つ」を5回繰り返すことを1セットとして、1日に10セットを目安に毎日行う。腹圧がかかるときには、意識して肛門と膣を締める[43]。

10. 骨粗鬆症

エストロゲンは骨量（骨密度）を維持・強化する大きな役割がある。骨の量は20歳頃最大になり、40歳頃までほぼ一定に維持され、その後緩やかに減少する。更年期になりエストロゲンの分泌が低下すると、骨の保護作用が衰え、骨量は減っていく。またビタミンD（腸からのカルシウムを吸収する作用がある）の合成も低下する。

閉経後、エストロゲンが分泌されなくなると急激に骨量が減少するため、更年期女性はエストロゲンの低下に伴い、骨粗鬆症になりやすくなる[1][2][44]。骨粗鬆症は、骨がスカスカになっているにもかかわらず、骨折などをしない限り、ほとんど何の症状もないので、気づかないで日常を過ごしている人が大半である。骨密度は閉経1年後頃より急激に低下することが多いので、その頃から骨密度検査（骨塩定量検査）を、できればX線のDEXA法で、1年に1回、定期的に検査を受けるよう指導する。

周閉経期から骨粗鬆症の予防法について、下記①②③の指導をする[29][30][45]。

＜骨を守る三原則＞

①Ca（カルシウム）摂取

②運動

③日光浴（外気浴）

①日頃から、Caとビタミン D（VD）を積極的に摂取する意識が大切と指導する。Caの1日あたりの摂取目標量は800mg。魚はCaばかりでなくVDも豊富に含まれている。その他、大豆や豆腐、牛乳、チーズ、干しエビ、小松菜などにCaは多く含まれている。VDはシイタケやエノキなどのキノコ類に多く含まれている。

②運動は、重力のかかる運動が刺激になり、骨にCaが蓄積される。「歩く」ことから始め、早歩きで女性は1日6000歩を目安に、または1日1回15～30分の早歩きを、週3日行うことを目標にする（将来のフレイル発症の予防になる）。できるだけ、前屈する腹筋よりも、背中をそらす背筋力を高める運動を、10～20回／日で週4日程度行うよう指導する。また、その場でジャンプの運動（垂直飛び：まっすぐ上にとぶ）を、15～20秒または30回／日で週4日以上、継続することを勧める。

③骨を作るためには紫外線が必要で、紫外線により体内のVDが活性化し、Caの吸収が高まり、丈夫な骨が作られるため、日光浴（外気浴）も大切である。日焼け止めを顔に塗って（更年期女性の顔に紫外線でシミやしわができると治療が困難なので予防する）、1日15～30分、外気浴をする（夏は熱中症の心配があるので、早朝の涼しい時間帯の散歩や涼しい室内の窓際で、まだ比較的外気温の高くない時間帯に紫外線を15分ほどあびれば良いと考える。同時に十分な水分摂取をするよう注意が必要である）。

HRTは骨粗鬆症の発症を遅らせ、また骨粗鬆症の進行を緩やかにする効果があり、骨粗鬆症が治るわけではないが、補助的効果を発揮する治療法といえる。閉経後、骨折の予防のため、骨密度低下を認め始めたら治療を開始する。骨折してから治療を開始したのでは、治癒に時間がかかり、骨折する前から治療していた人と比較すると治る速さが異なる上、杖をついての日常生活になるかどうかの分かれ目となることもある。また、骨粗鬆症の治療薬を内服あるいは注射している人では、骨膜が形成され、骨折しにくくなることが多い。

20〜40歳女性の骨密度の平均値を100%としたときに、骨密度が80%以上あれば骨粗鬆症はなしと判定され、治療薬を使用する必要はなく、生活指導だけで良いが、70%以上80%未満の骨低下症の領域になれば、SERM《サーム》（選択的エストロゲン受容体モジュレーター）のエビスタ60mg（ラロキシフェン塩酸塩60mg）1錠を1日1回毎日投与開始する。このとき、静脈血栓塞栓症や肝機能障害などの副作用に注意する。

70%未満の骨粗鬆症領域では、さらに活性型ビタミンD_3製剤（ワンアルファ1μg：アルファカルシドール1μg、またはエディロール0.5μg：エルデカルシトール0.5μg）1錠を1日1回で併用投与する。副作用の高カルシウム（Ca）血症や腎機能障害に気を付けながら投与する。

SERMで良好な治療効果が出ていれば、60歳以上でも継続投与するが、1年後に治療効果が出ていなければ、60歳以下でもビスホスホネート製剤（ボナロン35mg：アレンドロン酸ナトリウム水和物35mgやベネット17.5mg：リセドロン酸ナトリウム水和物17.5mgなど）1錠を週1回起床時にコップ1杯200mlの水で内服し、最低30分はあけて朝食を食べるといった治療法に切り替える（月1回内服や半年1回注射する治療もある）。

女性の平均寿命が80歳を超え、長期間骨粗鬆症の治療を継続する必要性が増している。そのため、副作用の腎機能障害や顎骨壊死が出る場合も考え、治療効果良好で、治療開始から最初の5年間で骨密度が80%前後を維持できるところまで改善した症例では、将来的に腎機能障害などが出ないよう、ビタミンDを1日おきに減量したり休薬したり、ビスホスホネート製剤を2週間に1回内服にしたりなどの工夫を試みている。90%以上まで改善した場合、気を付けないと足の甲に仮骨が出て、靴をはくときに痛みが出ることもある。

骨粗鬆症の治療は、治療開始から最初の5年間が重要で、上手くいくと5〜10%上昇する。その後は骨密度の数値はほぼ横ばいとなり、骨密度を維持し、減らないように注意して治療を継続する形になる。一方で、何らかの病気で1週間入院するなどの事態がおこると、たちまち骨密度が数%低下することもあるので注意する。

現在のところ、当院で副作用の顎骨壊死を発症した症例は経験していないが、その場合カルシトニン製剤のエルシトニン注射（エルカトニン注）、副甲状腺ホルモン製剤のフォルテオ皮下注射（テリパラチド注）やビタミンK《ケー》製剤のグラケー15mg（メナテトレノン15mg）内服投与など、治療を変更して、骨粗鬆症による大腿骨骨折や腰椎の圧迫骨折の重症化で寝たきり状態にならないため、日常生活の質を高めるよう注意して治療する必要がある[29)30)45)]。

HRTを施行している人も骨粗鬆症は発症するが、急激には発症せず、HRTをしていない人にくらべると発症速度はかなり遅い[45)]。HRTを施行している間中、骨粗鬆症や骨密度低下症を発症しない人もいる。閉経後5年を経過し、HRTも5年以上経過して投薬量も徐々に減量した後、エストリール1mg 1錠／回を週1回で、60〜70代で乳がん・子宮がん発症に注意しながら投薬し続け、骨粗鬆症が進行しないでいる症例もある。骨粗鬆症の治療薬（例えばVD）とエストリール1mg 1錠/回の週1回内服を併用している症例もある。

ずっと以前、日本骨粗鬆症学会で僻地《へきち》から参加していた先生から「近くに骨密度を測定する医療機器のある医療機関がない。骨粗鬆症はどうやって診断すれば良いか」と質問があり、そのとき「若い20代の頃の身長より2cm低ければ骨粗鬆症を疑い、治療を開始し、4cm低ければ骨粗鬆症と診断し、圧迫骨折が出ていないか注意したほうが良い」と経験を積んだ医師が答えていた。測定できなければ、身長低下を目安に治療は施行したほうが良いと考える。

11. 膣の乾燥感や性交痛

周閉経期では、エストロゲン分泌が減るため、膣分泌物も減り、そのため膣の常在菌の善玉菌（デーデルライン桿菌《かんきん》、乳酸菌など）も減ってしまい、萎縮性膣炎や細菌性膣炎をおこしやすくなる。膣粘膜が萎縮して薄くなり、自浄作用が低下し感染しやすくなる。黄色や極少量出血した茶褐色のおりもの（膣分泌物）が出たり、膣が乾燥し性交痛が出たりといった状態を萎縮性膣炎という[1)2)3)]。

カンジダ菌は、誰もが普段から持っているが、体の抵抗力が落ちたときに、増えすぎて「かゆみ」などの原因になる。白い酒粕《さけかす》様のおりものが出ることもある。

細菌感染がおこると、おりものの色の変化だけでなく、かゆみが出たり、変な臭いがしたりして、不快な気分になることが多い。黄色っぽいおりものが出る場合は、大腸菌やトリコモナスの感染を疑い、薄い黄緑色のおりものは、緑膿菌や淋菌感染のことがあるので、膣分泌物検査をし、治療が必要である。また、茶色っぽい、血が混ざるようなおりものが出る場合は、子宮頸管ポリープや子宮膣部びらん、子宮がんの可能性があるため、子宮がん検診が必要である。

正常なおりものは、排卵時は無色透明で粘り気があり、まるで生卵の白身のような感じで伸びるが、月経前の黄体期には白っぽい（アイボリー色）、クリーム状のものが出ることが多い。月経が近づくにつれ量が少し多くなり、白い固まりが出ることがあるが、乳酸菌なので異常ではない。正常なおりものは、あまり臭いはしない。通常おりものは、酸性なので少し酸っぱい臭いに感じることがあるが、正常なおりものは周囲に臭うほどではないので、気にしなくて良い。

正常に保つために、通気性の良い下着を身に着ける。おりものシートや尿もれパッドは、こまめに替える。ストレスをためない。陰部は石鹸をつけたナイロンタワシなどでゴシゴシこすって洗わず（陰部の粘膜はデリケートなため刺激になって染みたり痛みが出たりする）、指の腹を使用し石鹼の泡でやさしく汚れを落とすなどといったことを、日常生活のなかで心がけるようにする。

陰部のうるおい不足を補う方法としては、ホルモン補充療法（HRT）[4]、漢方薬、ビタミン摂取などがある。日常のうるおい不足で、自転車に乗るときサドルに股間があたり痛むなどといった症状には、メノケアモイストゼリー 55g が、性交時のうるおい不足にはリューブゼリー 55g といった、ゼリー（自費）の使用が効果的かつ手っ取り早いと思う。ゼリーを使用しても乾燥感や痛みを伴う場合は、キシロカインゼリーを投与する。キシロカインゼリーは表面麻酔剤であり、外科的小手術に使用するほどなので、何も感じなくなるが、作用は一時的であり外科手術以外での使用に保険は利用できない（自費）。

サプリメントのエクオール[25]や漢方薬で萎縮性腟炎が改善する人もいるといわれているが、当院で効果的であった人は少ない。身近な血縁者に乳がん患者がなく、閉経後 10 年以内であれば、HRT を勧めている。

閉経後 10 年以上経過している場合や即効性をもとめられた場合は、エストリール 1mg 腟錠を腟内に挿入する。年齢に合わせて、40〜50 歳では週 2〜3 回腟錠挿入、60〜70 歳では週 1〜2 回挿入を 1〜2 カ月程度継続してみるようすすめる。自己挿入できない場合は週 1 回で通院していただくか、エストリール 1mg 内服錠 1 錠とエフメノ 100mg 1 錠を投与している。

また、ホルモン剤を使用できない場合は自費診療になるが、モナリザタッチというレーザー医療機器で腟粘膜表面を焼灼し、新しく腟粘膜（若々しい伸縮性をもつ）を再生する治療法を勧め、モナリザタッチを行っている医療機関を紹介している。

12. 甲状腺疾患

甲状腺の働きは、卵巣の働きや月経にも影響する。甲状腺機能異常があると排卵障害をおこしやすくなり、月経不順（不妊症とも関係する）、発汗や冷え、動悸、頭痛、肩こり、憂うつといった自律神経失調症状など、更年期障害とよく似た症状が出る。更年期女性の５人に１人が、更年期に甲状腺機能異常を発症するといわれている。甲状腺機能が亢進している場合は、イライラや動悸、息切れ、疲れやすいなどの症状があり、甲状腺機能が低下している場合は、気分が落ち込む、体がだるい、冷え性といった訴えが多い。

更年期障害の症状で外来を受診した患者には、女性ホルモンの E_2（エストラジオール）と FSH（卵胞刺激ホルモン）だけでなく、TSH（甲状腺刺激ホルモン）を必ず検査項目に入れて測定したほうが良いと考える[1)2)4)]。異常値が出た場合は、とりあえず甲状腺ホルモンの合成に必要なヨウ素を多く含む海藻類を控えるように指導している（3 日に 1 回くらいなら食べて良いが、昆布やわかめ、ひじきなどを減らすよう指導する）。そのうえで、甲状腺内科に受診するよう指導し、診療情報提供書を記載する。

13. 更年期から増えてくる病気

様々な病気のリスクが高くなる更年期以後も元気に過ごすためには、バランスがとれた規則正しい食生活を心がけ、十分な睡眠をとってストレスを発散し、適度な運動習慣を身につけ、年に 1 回は健康診断を受けるような健康管理の意識が大切であると指導する。

エストロゲンが欠乏しておこる症状・障害には、脳・中枢神経系では物忘れ・うつ、循環器（心臓血管系）では心血管疾患のリスクの増加、脂質代謝（コレステロール・中性脂肪）では脂質代謝異常（コレステロール・中性脂肪の増加）、乳房では乳房の萎縮、皮膚では皮膚の萎縮・色素沈着、骨では骨量の減少、生殖器（子宮・膣）や泌尿器（膀胱・尿道）では性器の萎縮や排尿障害などがある。ほかにも、更年期は脂質異常症や動脈硬化などの生活習慣病や、骨粗鬆症などのリスクが高くなる（20ページ図5参照）[1)2)4)29)30)]。

更年期にみられる関節痛は、関節リウマチとの鑑別が重要で、採血で抗CCP抗体やRFを測定し、異常がなければ更年期障害と診断されることが多い。指の関節痛（ヘバーデン結節）を含め体の関節痛の治療は、ロキソニンテープなどの消炎・鎮痛剤や伸縮サポーターをはめるなどといった直接効果のある対症療法以外に、大豆イソフラボンなどのサプリメント[25)27)]で効果が出ることもあるが、HRT[4)]や漢方処方薬[11)17)]が断然効果的と考える。

認知機能の低下（図19）[46)]に対してはエクオールなど大豆イソフラボン

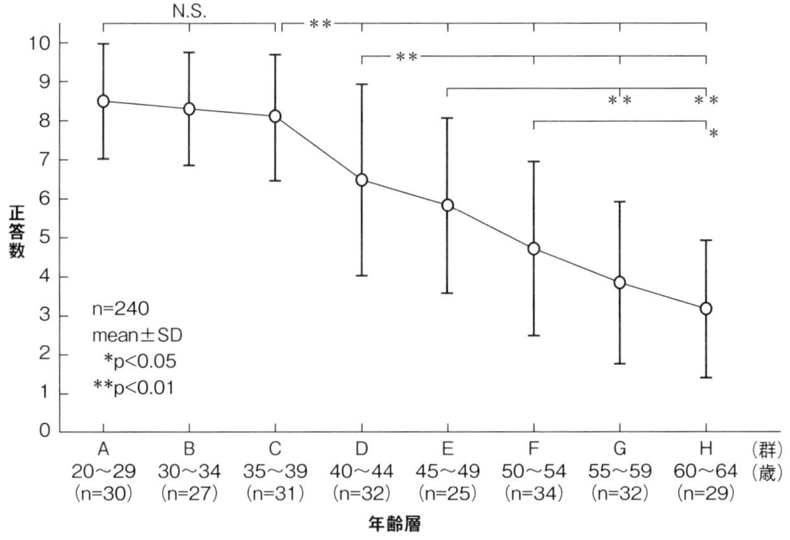

出典：大藏健義ほか：脳血液からみた加齢による脳機能の変化とエストロゲン、日本更年期医学会誌6、1998

図19　女性の加齢（老化）による記憶機能の変化（無関係対語3回目の正答数）

のサプリメント[25)27)]や、エストリールなどHRTでエストロゲン製剤の投与[4)]、漢方の生薬で遠志《おんじ》が含まれる人参養栄湯《にんじんようえいとう》と帰脾湯《きひとう》、加味帰脾《かみきひ》湯《とう》[11)13)14)17)]が効果的と考える。精神的に問題なく、物忘れが気になる場合は、人参養栄湯を処方し、不安や不眠を伴うような精神的症状もある場合は、帰脾湯か加味帰脾湯を選ぶ。

また、「『い』と発音する（『い、い、い、い、、、い』という）のを鏡で見ながら（視覚効果）、1日1回、毎日声を出して（聴覚効果）いい続けると、笑顔で使う顔面の表情筋が動いて、大脳辺縁系の海馬が刺激されることで、認知機能（物忘れ）や抑うつ気分が改善する」というのを、ずっと以前にアンチエイジング学会で聞いたことがある。1回30秒はしんどくなって継続できなかったが、10～20秒なら自分でもやってみて効果があるように思う。

夜寝る前に、歯磨きのあと歯ブラシの柄を横にして、しっかり噛むと「い」の口の形になる。そのまま10～20秒歯ブラシをくわえ頬筋をあげて終了すると口角があがり、さらに効果的である。歯ブラシを噛むのをやめても自然にしばらくは口角があがり、笑顔になっている。「実際には笑っていなくても、大脳辺縁系の海馬が楽しいと勘違いして抑うつ気分が改善し、悪夢もみなくなり、不眠が改善していく」と、アンチエイジング学会でも報告されていた。

物忘れ予防には、物理的に国語や算数などのドリル（計算ドリルや漢字ドリルなど、小学校1～3年生くらいを対象としたもの）を行うことを繰り返し、頭を働かせるよう指導する。新聞などに掲載されているクロスワードパズルや数独など、頭で考えて答えを記載する（鉛筆で書く）ことも、頭を使うトレーニングになる[47)]。

14. 生活習慣病の高脂血症、高血圧症、糖尿病

加齢と慢性炎症が生活習慣病の発症要因としてかかげられているが、肥満を含め、更年期頃から体質が変化し、20代や30代に比べ生活習慣病を発症しやすくなる[1)2)29)30)48)]。

喫煙・飲酒をしない、動脈硬化性疾患や心臓疾患がないといった条件に加え、血圧コントロール、血糖値、血清脂質、腎機能などを評価しつつ、リスクとベネフィットを考えたうえで、内科で原疾患のコントロール良好であれば、高脂血症、高血圧症、糖尿病、甲状腺疾患があってもHRTは施行可能と考える[2)4)]。

肥満者については、BMIが25以上で血栓症のリスクが有意に高くなるため、25未満の患者に対してだけHRTは施行可能としている。喫煙者にもHRTは可能であるが、有害事象がおきやすいので、当院では禁煙できなければHRTは施行していない。毎日の習慣のように飲酒する患者では、HRT施行で急激に不可逆的に体重が増加し、元の体重に戻れない症例を多々認めたため、当院では飲酒量を週1～2回に減量できない患者にはHRTは施行していない[2)4)]。

高脂血症の診断基準は、LDLコレステロール（LDL-C）：140mg/dl以上で高LDL-C血症であり、トリグリセライド（TG）：150mg/dl以上（空腹時採血）、170mg/dl以上（随時採血）で高TG血症、Non-HDLコレステロール（Non-HDL-C）：170mg/dl以上で高non-HDL-C血症である。

HDL-Cは単独では薬物介入の対象とはならない。コレステロールから代謝により男性ホルモンへと変化し、さらに代謝され女性ホルモンへと変化するため、高脂血症と女性ホルモンとは大きな関係がある[1)2)]。動脈硬化性疾患リスクに応じたカテゴリー分類があるが、内科と違って更年期女性には、診断基準に数値が到達したら薬物介入し、とくにHRTを施行する場合は数値が正常範囲の領域に保たれるように注意しながら治療を施行

している。

定期的な採血により腎機能や肝機能に注意しながら、主に高LDL-C血症の場合はリピトール5mg錠（アトルバスタチンカルシウム水和物錠）やリポバス5mg錠（シンバスタチン錠）など1錠（分1）/日でスタチン系薬剤を投与し、高TG血症の場合はパルモディア0.1mg錠（ペマフィブラート錠）2錠（分2）/日でフィブラート系薬剤やエパデールS900（イコサペント酸エチル）を1回900mgで1日2回など投薬する。

また、食事については、日常は脂っこいものや味の濃いものを避け、体重が増えすぎないよう摂取量を適切にすることが重要であり、間食を減らすよう指導する。できるだけ決まった時間に朝・昼・夕と食事をとり、刺激の強いものや脂肪分の多い食事（揚げ物や炒め物など）をとり過ぎない、野菜・きのこなど食物繊維の摂取を増やす、飲酒の摂取量を減らす、食べ方はゆっくり食べることなども指導する。

生活習慣改善には、しっかり睡眠をとってストレスをためない、適度な運動（15〜30分/日、週3回、息がはずむが会話が可能な程度の速さで歩く）をするよう指導。さらに脱水に注意するよう指導する[29)30)]（血栓症は脱水で誘発されることが多い）。

正常血圧は一般には収縮期血圧が140mmHg以下、拡張期血圧が90mmHg以下とされ、高血圧症の診断基準は白衣高血圧などもあり軽度、中等度、重度と日本高血圧学会による分類で細分化されている。更年期女性では血圧変動が大きいことが多く、一般的な降圧剤ではコントロールが難しいことがある。また冠動脈疾患など心疾患を含めた動脈硬化性疾患を合併している場合もある[1)2)4)]。

血圧が正常範囲以上の患者を認めた場合は、まずは塩分制限し、あまり塩辛いものを食べないよう注意する。さらに規則正しい生活と、睡眠不足の解消やストレス軽減をはかるよう指導した上で、循環器内科や脳神経内科を紹介し、高血圧の原因となるような循環器疾患や脳血管疾患などがないか、専門的な診察を依頼する。

内科受診までの間は、2週間ほど、毎日朝夕食後の血圧を測定させ、収縮期血圧が160mmHg以上または拡張期血圧が100mmHg以上のときは、Ca拮抗剤の降圧剤ノルバスクOD錠2.5mgかアムロジンOD錠2.5mg（アムロジピンベシル酸塩）を内服するよう、屯用で処方する。頭痛を伴うときや、毎日のように降圧剤の内服が必要であれば、できるだけ早く内科で診察するよう指導し、状況により救急病院を紹介する。

1型糖尿病も2型糖尿病も、基本は糖尿病内科に紹介している。正常範囲内の空腹時血糖やHbA1c（ヘモグロビンA1c）が徐々に上昇してきた場合は、HbA1cが6.0%以下であれば、高脂血症に対する指導に準じた食事指導や運動指導で経過観察し、6.0%を超えてきた場合は、糖尿病内科に病診連携している[29)30)]。

---

15. アスリートの治療

アスリートの場合、漢方薬は、年齢にかかわらずドーピング検査でひっかかり違反になるので投薬しない。サプリメントや骨粗鬆症治療薬も投薬できない[49)]。エストロゲンやプロゲスチン、ピルやディナゲストなどの女性ホルモン剤は、ドーピング上は問題ないので投薬できる。

10代の若い世代から、過度なダイエットをしている場合が多く、「摂食障害、無月経、骨粗鬆症」といった三主徴を体験[50)]し過ごしてきたために、後遺症のように、更年期になっても過食・拒食の癖が治らず、日本女性の閉経平均年齢の50歳になる前からすでに骨粗鬆症になり、骨折を経験している場合もある。食事で利用可能エネルギー不足を改善するのが第一である。

現在、日本で月経周期を調節するために使用されているOC/LEPは、ドーピング禁止薬剤ではない。OC/LEPは、月経困難症や月経前症候群（PMS）にも使用できる。骨粗鬆症改善には、エストロゲン・プロゲスチン療法のほうが効果が期待できる。禁止薬剤などの詳細については、日本アンチ・ドーピング機構（JADA）ホームページや世界アンチ・ドーピング機構（WADA）ホームページを参考に調べてから使用しないと、国体や日本選手権、世界大会などの大きい大会では失格することがあり、注意が必要である。

<アンチ・ドーピング使用可能薬リスト>

1月1日〜12月31日でWADAの禁止表国際基準（The Prohibited List：スポーツにおいて禁止される物質と方法が記載された一覧表[49)51)]、1月1日発行）に伴い毎年改定される。競技会時を含め、いつでも安心して使用できる薬を例示（本リストの他にも多くの使用可能な医薬品がある）。ジェネリック医薬品（後発医薬品）も、先発医薬品と同等の有効成分を含有しているので、基本的には使用可能。

〈2024年版リストより要約〉

⑴ 熱・痛み（鎮痛・解熱・抗炎症薬・片頭痛薬）：カロナール、インテバン、ボルタレン、リリカ、ロキソニンなど（市販薬：バファリンA、バファリンルナ、ロキソニンSなど）

⑵ 筋肉の痛み・こわばり（中枢性筋弛緩薬）：ミオナール、テルネリン

⑶ かぜ（総合感冒薬）：PL配合顆粒、ペレックス配合顆粒（市販薬：パイロンPL錠、パブロンSゴールドW錠など）

注意：市販薬には禁止物質（エフェドリンなど）が配合された製品が多いため、製品名全体が完全に一致することを確かめる。かぜの特効薬はないので症状に合わせて⑴⑷⒁などの薬を選んで使用したほうが有効な場合もある。

⑷ せき・たん（鎮咳去痰薬）：フスタゾール、ムコソルバン、ムコダイン、メジコン（市販薬：新コンタックせき止めダブル持続性、ストナ去たんカプセルなど）

注意：市販薬には禁止物質（エフェドリンなど）が配合された製品が多い。
(5) じんましん・アレルギー・花粉症（アレルギー用薬）：アレグラ、アレジオン、ザジテン、ビラノア錠など（市販薬：アレグラFX、アレジオン20、クラリチンEX）
注意：市販薬には禁止物質（エフェドリンなど）が配合された製品が多い。
(6) 胃炎・胃潰瘍：ガスター、セルベックス、ネキシウム、ムコスタなど（市販薬：アシノンZ、ガスター10）
注意：市販薬には禁止物質（ストリキニーネ）が含まれているものがある。
(7) 腹痛（鎮痙・鎮痛薬）：ブスコパン錠（市販薬：コランチルA顆粒、サクロンQ）
(8) 消化不良・食べ過ぎ（消化酵素配合薬）：ベリチーム配合顆粒、タフマックEなど（市販薬：エビオス錠、タナベ胃腸薬ウルソ）
(9) 便秘：酸化マグネシウム、プルセニド錠、リンゼス、アミティーザカプセルなど（市販薬：イチジク浣腸、コーラック、酸化マグネシウムE便秘薬）
(10) 整腸薬・下痢止め：タンナルビン、ビオスリー配合錠、ビオフェルミンR、ロペミンなど（市販薬：イノック下痢止め、ロペラマックサット）
(11) 吐き気・乗り物酔い：トラベルミン配合錠、ナウゼリン、プリンペラン（市販薬：センパア、マイトラベル錠）
(12) 不眠・イライラ（催眠鎮静薬）：セルシン、ベルソムラ錠、マイスリー錠、ロゼレムなど（市販薬：ドリエル）
注意：催眠鎮静薬の海外への持ち出し、持ち込みには厳重な規制がある。
(13) 痔疾用薬：ヘモクロンカプセル（市販薬：ボラギノールM軟膏、ボラギノールM坐剤）
注意：経直腸による糖質コルチコイドの使用（注入軟膏および坐剤を含む）は禁止だが、肛門に塗布する糖質コルチコイドを含有する痔疾患治療の軟膏は、使用可能である。
(14) 鼻づまり（耳鼻用薬）：アラミスト点鼻液、ザジテン点鼻液、プリビ

ナ液（ナファゾリン硝酸塩）（市販薬：パブロン鼻炎アタック JL、エージーアレルカット EXc）

注意：糖質コルチコイドの全身的（経口・注射・経直腸）使用は禁止だが、耳・鼻の疾患に対する局所使用は可能である。血管収縮薬であるナファゾリンなどの点鼻は、用法・用量に従う限り使用可能である。

(15) 目薬（眼科用薬）：今回省略

(16) にきび：今回省略

(17) うがい薬・口腔内殺菌薬・口内炎薬：SP トローチ、含嗽《がんそう》用ハチアズレ顆粒（市販薬：浅田飴のどクールスプレー、イソジンうがい薬）

注意：糖質コルチコイドの口腔内使用は禁止されている。

(18) 抗菌薬・抗真菌薬・抗ウイルス薬：イトリゾール、クラビット、クラリス、ケフラール、サワシリン、ジスロマック、ゾビラックス、ゾフルーザ、バルトレックス、ミノマイシンなど（市販薬：エンペシドL、エンペシドLクリーム、メディトリート）

(19) ビタミン剤・滋養強壮：医薬品のビタミン剤は内容を明記してあるが、医薬品以外は使用しないほうが賢明である。また、滋養強壮保健薬は医薬品にも禁止物質を含むものがあり、使用しないほうが良いと考える。

16. その他

更年期女性で不正性器出血の訴えがあれば、HRT をしているかどうかにかかわらず、必ず子宮がん検診をする必要がある。とくに性交経験や出産経験がない場合、未婚であれば子宮体がんを念頭におく。乳がんも同様に、出産経験がなく、未婚のほうが、出産経験のある既婚者に比べて多い。

HRT の効果判定の採血で、血中 E_2 濃度が 5pg/ml 未満であっても、更年期障害の症状が軽快していれば、ホルモン剤の投与量を増量する必要はないと考える。ホルモン剤は血中のホルモンレセプターと結合し、効果を発揮する。副作用の不正出血や乳房の緊満感まで出現する場合は、ホルモン剤の投与量を減量し、さらに子宮頸がん検診や子宮体がん検診、乳がん検診を行う必要がある[52]。

HRT を施行していると、乳がん発症のリスクは増えるが、大腸がん・胃がん・肺がん発症のリスクは減るメリットがある[2)4)]。家系の中で、母親や姉妹が乳がんであれば HRT は禁忌であるが、祖母や叔（伯）母のレベルの場合は遺伝的に少し遠いため、慎重投与で経過観察している。子宮頸がん術後患者を始め、子宮体がんや卵巣がんの術後患者では HRT を施行している。

閉経年齢が 55 歳以上と遅い場合には、閉経から 10 年以内であれば 60 代でも HRT を施行しているが、ホルモン量や薬剤は減量するなど工夫している。閉経年齢が 45 歳以下の早発閉経で、HRT の開始年齢が 40 代と若い場合、10 年以上経過し 60 代で継続して HRT を希望された場合は、がんを誘発する危険性が高くなるため断らなければならない。

HRT は、何歳でも継続は基本 OK であると考えるが、5 年を超えて施行し続けると子宮がん、乳がんの発症リスクが高くなる[1)2)4)]ので、患者にしっかり説明をする。そのうえで、年齢に合わせて、ホルモン量や薬剤のタイプを変更し、投与の仕方を工夫する必要がある。

当院では、HRT の継続において 10 年程度ならがんの発症例はないが、20 年近く HRT を継続施行していた症例で、投与量などに非常に気を付けていたにもかかわらず、乳がん発症例 2 例と子宮体がん発症例 1 例を経験している。そのため、10 年経過する頃に必ず一度は HRT の中止を促し、どうしても継続希望の場合は骨粗鬆症治療目的でのエストリール 1mg 1 錠とエフメノ 100mg 内服を週 1 回投与などに減量している。

「めまい」や「ふらつき」「肩こり」「疲れやすい」といった症状があるが、内科や耳鼻科、整形外科、産婦人科で、採血や X 線検査、各科の専門検査、MRI 検査などを受けてもとくに異常がなく原因不明の場合で、自律神経失調症や更年期障害の診断を受け治療を施行しても、半年以上なかなか軽快しないようなことがある。よく話を聴くと、抑うつ状態やストレスが隠れているなどして、抗不安薬・抗うつ薬のジェイゾロフト（セルトラリン）の投薬や、SSRIやセディール（タンドスピロン）のSNRI（セロトニン・ノルアドレナリン再取り込み阻害薬）の投薬で症状が軽快したことは、何度も経験したことがある。ストレスらしいストレスがなくても、慢性疲労や不眠、不規則な生活習慣があり心身ともに疲労の蓄積で症状が出現していることがある[53)]。

更年期に正常な精神状態からはずれ、正常と異常の中間で、精神的にボーダーラインに立たされている患者をよく診てきた。産婦人科では精神科を受診するよう勧められ、精神科では精神疾患ではないので産婦人科や内科に行くように勧められ、「どこに行けばこのしんどさを何とかしてもらえるのか」という理由で来院される。更年期の抑うつ状態は、長い人生のうち、ほんの一時期であるが、長引くと脳内のセロトニン低下が一時的ではなく、抗うつ薬などを投薬しないと改善しないようなうつ病レベルにまで変化してしまうケースもある。

「めまい」や「ふらつき」「肩こり」「疲れやすい」といった症状が、更年期障害の症状なのかどうかの鑑別は難しいが重要である。自分で治療できる範囲を超えていると感じた場合は、まず内科、耳鼻科、整形外科など症状に応じて各科を紹介し、それでも治癒しない場合は産婦人科での治療は無理であるとはっきり説明し、一度精神科の専門外来を受診するよう、患者を納得させて精神科を紹介したほうが賢明であると考える。

「今までできていたことができなくなった。元気が出ない。疲れやすい。ボーッとする。なかなか集中できない」ということは、更年期になると誰でも経験する状態であるが、生活に支障が出る場合は治療を受けるほうが良いと指導する。これまで物事をきちんとやってきた人が、思うようにできなくなり気にするのは、真面目な人に多いように思われる。

ストレス解消のためにできること：

①悩みは友人や親しい人に相談し、話を聴いてもらう。1人で抱え込まないようにする（場合により1人で悩まず更年期外来、産婦人科、心療内科などを受診し医師に相談する）。
②趣味の時間を作り、楽しむ。楽しいとトキメク気持ちを持つ（趣味については、書道、魚釣り、アートフラワーをつくる、楽器を演奏するなど何でも良い）。
③からだをリラックスさせる時間を作る。
④仕事の持ち帰りをやめる。
⑤食事や睡眠の生活のリズムを守り、不規則にならないようにする。
⑥女性の更年期障害の原因の70～80％は夫であるので、家庭内で夫と適度な距離をとり、ストレスがたまらないようにする。
⑦楽しい会話を心がけるようにする。
⑧家事の負担を減らす（例えば、前日カレーを作り置きし米飯やカレーは家族が各自で盛りつけて食べ、食後も食器を自分で洗って片付けるように指示し、週1回は何もしない日を作る）。
⑨嫌なことは考えないようにし、なるようになると放っておく。
⑩家庭や職場で大なり小なりストレスにさらされ、ストレスはたまっていると自覚する。

上記のようなことを患者に話し、更年期障害とうまく向きあい乗り越えるよう指導する。

ホルモン補充療法（HRT）の実際

【症例1】

50歳、会社員

主訴：ホットフラッシュ（急に出るほてりや汗）

既婚、1回妊娠1回普通分娩（出産）

身長：160cm、**体重**：57.3kg、**BMI**：22.4

既往歴：なし

家族歴：母：高血圧症、父：大腸がん

SMI：46点、**SRQ-D**：10点、**SDS**：40点、血圧・脈拍・体温正常範囲

現病歴：1年半ほど前から月経不順が始まり、半年前から月経が来ない。2〜3カ月前から急に顔が熱くなり、それに続きドッと汗がふき出てくる。首から上だけが熱くなり汗が出る。最近、症状の出る回数が増えて苦痛。冬なのに自分一人が「熱い、熱い」と言ってエアコンの温度を下げ、職場でひんしゅくを買っている。

治療前、採血 E_2：5pg/ml未満、FSH：58mIU/ml、ホルモンは閉経状態、子宮がん検診・乳がん検診異常なし、卵巣腫大《しゅだい》なし、家族歴で母親、姉妹に乳がんはいないことを確認。

処方例：エストラーナテープ0.72mg 1枚貼付とエフメノカプセル100mg 1カプセル（眠前）内服を2日に1回使用で持続療法（月経が来ない方法）開始。

〔解説および経過〕

エストラーナテープ0.72mgやメノエイドコンビパッチなどの貼付剤は、同じ場所にばかり貼付すると皮膚があれて発赤や痒みが出るので、下腹部の臍下か臀部に左右交互で貼付するなど、貼付部位を毎回変える必要がある。

エフメノカプセル100mgは、必ず就寝前に内服。エフメノは天然型黄体ホルモン製剤なので、子宮のない患者には投与しない。卵胞ホルモン製剤と併用投与で使用する。また、食事の影響を受けるので食後の服用は避ける。

副作用の不正性器出血、乳房緊満感、頭痛、下腹痛などがないことを確認し、血栓症やがんの発症がないよう注意しながら、1〜2カ月ごとで経過観察。6カ月に1回、血中ホルモンE_2とFSHとTSH採血（50代に入るとプロゲステロンやLHは保険が適用されない）、D-dimer、血算、肝機能、腎機能、HbA1cなどを採血。副作用が出現したときは適宜、急遽採血や超音波検査、膣分泌物培養、子宮がん検診などを施行し、乳腺外科受診を促すなどする。

また、同じやり方を継続していても、急に血中女性ホルモン濃度が上昇することもある。継続の目安として、乳がんや子宮体がんがまず出現しないと考えられる、月経開始D7頃のE_2：30〜50pg/ml、FSH：40〜60mIU/ml濃度を指標とする。

開始した直後は、エストラーナテープ0.72mgによってホットフラッシュが少しましになっても、消失まではいかないことが多い。1〜2年間経過し、徐々にホットフラッシュが軽快してきたら、エストラーナテープは0.36mgと0.18mgや、0.36mgと0.09mg、0.36mgなどに減量し、乳がんを誘発しないように気を付ける。子宮体がんは、黄体ホルモン製剤エフメノ100mgを併用していれば、90％以上誘発は防げるので、内服し忘れないよう指導する。

最低1年に1回は子宮がん検診、乳がん検診を受けるように指導する。

子宮がん検診のときに子宮内膜の厚みが5mm以下であれば、まず子宮体がんはないので、その場合は子宮頸がん検診だけで良い。超音波検査で、卵巣が腫大していないことも必ず確認する必要がある。

血中濃度や副作用の症状に気を付けながら経過観察すれば、治療開始から5年間は、子宮がんや乳がんはまず誘発されずにすむ。多少個人差はあるが、閉経から丸3年経過（長くとも5年以内）すればホットフラッシュはおさまるので、徐々にエストラーナテープを減量しながら、5年程度は継続。閉経から5年で一旦中止を促しても、その後も閉経後骨粗鬆症に対する治療継続を希望する場合、一般的に50代か閉経から10年以内の場合はエストラーナテープ0.09mgとエフメノ100mgを使用する。

HRTは10年を超えて継続しないほうが安全と考える。10年経過した時点で中止を促す。認知機能障害や閉経後骨粗鬆症治療で、どうしてもと強くHRTを希望された場合のみ、副作用の乳がん、子宮がんのリスクを十分説明して使用する。

60代かHRT開始から10年を超えた場合、エストリール1mgとエフメノ100mg 1カプセルを1日おきで使用、あるいは週2回（例えば月曜、木曜など曜日を決めて）使用などに変更する。これは、内服してE_3からE_2へと体内代謝されて効果を示すので、ダイレクトにE_2として投与するよりは作用がマイルドになると考えてのことである。なお、60代でホルモン使用時の採血では、E_2は保険が適用されるが、FSHは保険が適用されない。

骨粗鬆症予防・治療目的であれば、血中ホルモン濃度はE_2：10〜20pg/ml以下で十分であると考える。レセプターを介して効果を発揮するので、血中E_2濃度がたとえ5pg/ml以下であっても、実際の骨塩定量では値が変化せず、維持できていることが多い（経験に基づく私見であり、日本女性医学学会や日本骨粗鬆症学会の報告等で、個人で集めた症例報告を聞いたことはあるが、全国的な統計などはなく、決定的な数値はわからない）と思う。

逆に60歳以上の女性の血中E_2濃度は、20pg/mlを超えないほうが良いと考える。E_2濃度が20pg/mlであれば性交痛もおこらないといわれている。

【症例2】
47歳、主婦
主訴：ホットフラッシュ、無月経、イライラ
既婚、2回妊娠2回普通分娩（出産）
身長：161cm、**体重**：59.6kg、**BMI**：23
既往歴：足の骨折（11歳手術、交通事故）
家族歴：母：高脂血症、祖母：脳卒中
SMI：56点、**SRQ-D**：13点、**SDS**：42点、血圧・脈拍・体温正常範囲
現病歴：1年ほど前から月経不順が始まり、4カ月前から月経が来ない。妊娠の可能性はない。3カ月程前から急に顔が熱くなり、汗が出る。最近、ホットフラッシュがひどくて苦痛。イライラして、思春期の中学2年生の息子と些細なことで口論になる。夫が家事を手伝わないことや、小学生の子どもが部屋を散らかして、注意してもいうことをきかず、結局自分が片付けるといった日常の不満もあり、熱くてイライラして怒鳴ってしまい、家族内がぎくしゃくしている。月経はまだあったほうが良い。
治療前、採血E_2：10pg/ml、FSH：64mIU/ml、ホルモンは閉経状態、子宮がん検診・乳がん検診異常なし、卵巣腫大なし、家族歴に母親、姉妹に乳がんはいないことを確認。
処方例：エストラーナテープ0.72mg 1枚を2日に1回で3回貼付後、メノエイドコンビパッチ1枚を3日に1回で4回貼付使用する間歇療法（月経が来る方法）で開始。

〔解説および経過〕

例えば、月の1日、3日、5日にエストラーナテープ0.72mgを2日に1枚貼付後、7日、10日、13日、16日にメノエイドコンビパッチを3日に1枚貼付。だいたい20日頃から月経が発来。再度月の1日からエストラーナテープ0.72mgを貼付開始し、同じやり方を繰り返す。50歳になるまでは月経を発来させて経過観察し、50歳以後は持続療法に切り替える（症例1参照）。

副作用の不正性器出血、乳房緊満感、頭痛、下腹痛などがないことを確認し、血栓症やがんの発症がないよう注意しながら、1〜2カ月ごとに経過観察。最低6カ月に1回は採血、1年に1回は超音波検査や子宮がん検診、乳がん検診を施行する。

【症例3】
56歳、自営業（経営者）
主訴：易疲労感、肩こり、ホットフラッシュ
未婚、1回妊娠0回分娩
身長：155cm、**体重**：53.8kg、**BMI**：22.4
既往歴：虫垂切除術
家族歴：母：高血圧、父：前立腺がん、祖父：大腸がん
SMI：55点、**SRQ-D**：12点、**SDS**：44点、血圧・脈拍・体温正常範囲
現病歴：54歳で閉経し、1年以上月経はない。最近、疲れやすい。首から上が急に熱くなり汗が出て、仕事をしていると頻繁に肩がこる。夜中に大量のひどい汗で目が覚める。
治療前、採血E_2：5pg/ml未満、FSH：78mIU/ml、ホルモンは閉経状態、子宮がん検診・乳がん検診異常なし、卵巣腫大なし、家族歴に母親、姉妹に乳がんはいないことを確認。
処方例：エストラーナテープ0.36mg 1枚貼付、デュファストン5mg

0.5 錠内服（現在はエフメノ 100mg 1 カプセル内服〈眠前〉）を 3 日に 1 回使用で持続療法（月経が来ない方法）開始。

〔解説および経過〕

副作用の不正性器出血、乳房緊満感、頭痛、下腹痛などがないことを確認し、血栓症やがんの発症がないよう注意しながら、1～2 カ月ごとで経過観察。3 カ月目に月経様不正性器出血があり採血施行。血中女性ホルモン濃度 E_2：98pg/ml に上昇、FSH：36mIU/ml（月経開始 D7 頃の E_2：30～50pg/ml、FSH：40～60mIU/ml 指標）。エストラーナテープ 0.18mg と 0.09mg に減量し、経過観察。

処方例：エストラーナテープ 0.18mg 1 枚と 0.09mg 1 枚貼付、デュファストン 5mg 0.5 錠内服（またはエフメノ 100mg 1 カプセル内服〈眠前〉）を 3 日に 1 回使用。

6 カ月後、「不正性器出血はない。易疲労感とホットフラッシュはましであるが、たまに夜中に汗で目が覚める」といってくる。採血で E_2：52pg/ml、FSH：49mIU/ml で副作用がないことを確認し、2 カ月に 1 回で経過観察。1 年後 57 歳、「調子は良いが 2 枚貼付が面倒」という。超音波検査で子宮内膜の厚み 5mm 以下確認、両側卵巣腫大なし、異常なし、子宮がん検診、乳がん検診異常なし確認。E_2：30pg/ml、FSH：64mIU/ml、D-dimer：0.5μg /ml 未満、TSH：2.45μIU/ml、末梢血液・生化学検査異常なし。経過良好であるが、2 枚貼付が面倒なためテープ 0.18mg に変更し経過観察。

処方例：エストラーナテープ 0.18mg 1 枚貼付、デュファストン 5mg 0.5 錠内服（またはエフメノ 100mg 1 カプセル内服〈眠前〉）を 3 日に 1 回使用。

2カ月ごとに経過観察。6カ月後、「減量したが変化を感じない。調子は良い。ホットフラッシュは出ていない」という。採血施行 E_2：20pg/ml、FSH：72mIU/ml, 経過良好。2年後58歳、テープ0.09mgに減量。

処方例：エストラーナテープ0.09mg 1枚貼付、デュファストン5mg 0.5錠内服（エフメノ100mg 1カプセル内服〈眠前〉）を3日に1回使用。

2カ月ごとに経過観察、6カ月後、経過良好。3年後59歳、閉経から5年経過、HRT中止を促したが「骨粗鬆症が気になる。ホルモン剤があったほうがやる気が出て、疲れやすさがまし」と継続希望。治療開始から5年間はまず子宮がんや乳がんは誘発されずにすむが、個人差もあり、5年以上ではリスクが増すことを説明。投薬内容を変更しても、できるだけHRTは10年を超えて使用しないほうが安全と、リスクとベネフィットを説明。エストラーナテープは E_2 活性が強いのでマイルドな E_3 に変更することを説明。エストリール1mg 1錠内服に変更。

処方例：エストリール1mg 1錠とデュファストン5mg 0.5錠内服（エフメノ100mg 1カプセル内服〈眠前〉）を週に2日（月曜、木曜）使用。

乳がんを誘発しないように気を付ける。子宮体がんは黄体ホルモン製剤エフメノ100mgを併用していれば、90%以上誘発は防げるので内服し忘れないよう指導する。最低1年に1回は子宮がん検診、乳がん検診を受けるように指導。血中濃度や副作用の症状に気を付けながら経過観察。60歳を越え、下記へ変更。

処方例：エストリール1mg 1錠とデュファストン5mg 0.5錠内服（エフメノ100mg 1カプセル内服〈眠前〉）を週に1回（月曜）使用。

それまで同様、6カ月ごとに血液検査施行（E_2のみ保険適用内）、1年に1回は子宮がん検診・乳がん検診、超音波検査を施行し、2〜3カ月に1回で経過観察。

63歳時、乳房違和感あり、乳腺外科受診。のう胞を指摘され細胞診を施行。検査結果は異常なしであったが、半年に1回で受診するよう指示された。56歳でHRTを開始してから8年経過。リスクとベネフィットを説明の上、HRT中止を促し、本人も納得。骨粗鬆症については、現在骨塩定量で椎骨（L1〜4）のYAM（若年成人平均値）：79%、左大腿骨YAM：72%であり、HRTを中止後、骨粗鬆症治療薬、エビスタ60mg（ラロキシフェン塩酸塩錠60mg〈SERM〉）1錠とワンアルファ錠1.0μg（アルファカルシドール錠1μg〈VD〉）1錠に変更し、毎日朝食後に内服するよう指導。

処方例：エビスタ60mg 1錠とワンアルファ錠1.0μg 1錠を1日1回毎日内服使用。

63歳から80代の平均寿命まで20年近くあり、VDの副作用で腎機能障害をおこすといけないため、血液検査など今まで同様経過観察し、適宜、減量しながら投与することを説明した。

【症例4】 42歳、クリエイター 主訴：早発閉経、無月経、ホットフラッシュ、HRT希望 既婚、2回妊娠1回普通分娩（出産） 身長：158cm、体重：50.9kg、BMI：20.4 既往歴：なし

家族歴：母：甲状腺疾患、父：脳梗塞
SMI：51点、SRQ-D：11点、SDS：40点、血圧・脈拍・体温正常範囲
現病歴：第一子は自然にできて、32歳で自然分娩したが、子育てと仕事で忙しく、35歳頃に気づくと月経不順で、月経が稀にしか来なくなっていた。36歳頃、第二子がほしくて不妊症外来に行った。40歳までは頑張って不妊症外来に通院したが第二子はできなかった。他院産婦人科で4月に早発閉経（E_2：16.3pg/ml、FSH：95.7mIU/ml）といわれた。閉経年齢は42歳と診断。他院でエストラーナテープ0.72mg 1枚を2日に1回で10枚使用、エフメノ100mg 2カプセルを10日間併用使用するよう投与された、と当院に初診。
処方例：エストラーナテープ0.72mg 1枚を2日に1回で10枚使用し1日、3日、5日、7日、9日、11日、13日、15日、17日、19日貼付、エフメノ100mg 2カプセル内服（眠前）11〜20日の10日間併用使用し、間歇療法（月経が来る方法）で、23日に月経（月経様消退性出血）発来。

これを月1回繰り返す方法を施行しようとしたが、「貼付したあとが赤く痒くなる」と訴えあり。ル・エストロジェル0.06% 80gを1本処方とエフメノ100mg内服に変更。貼付で発赤し痒い部位にはリンデロンVG軟膏5gを塗布するよう処方。

処方例：ル・エストロジェル2プッシュ（1.8g）（両腕の手首から肩までの広い範囲に塗る）を毎日1〜20日、エフメノ100mg1カプセル内服（眠前）を11〜20日の間歇療法（月経が来る方法）で、23日に月経（月経様消退性出血）発来。
これを毎月繰り返す方法を施行。

〔解説および経過〕

副作用のないことを確認し、血栓症やがんの発症がないよう注意しながら、2〜3カ月ごとで経過観察。6カ月に1回で血中ホルモンE_2とFSH、TSH、D-dimer、血算、肝機能、腎機能、HbA1cなどを検査。子宮がん検診、乳がん検診を定期的に施行。子宮・卵巣に特記すべきことなし。1年半経過後、血中E_2：34pg/ml、プロゲステロン：1.7ng/ml、LH：34.6mIU/ml、FSH：64mIU/ml肝機能、腎機能異常なし、D-dimer：0.5μg/ml未満、骨塩定量YAM：102％。経過良好。夫の転勤で転居が決まり、他院へ紹介状を作成。

早発閉経の患者の既往歴に、不妊症外来への通院歴がある人は、ない人に比べて多いように思う。不妊になる原因や治療にメンタル面でのストレス関与があるのか、卵巣を過剰刺激後、卵胞閉鎖したのかはわからないが、早発閉経した患者は、ホルモンを補充しないと、カウフマン療法で刺激しても自発的に自然月経が再度発来することは、なかなかないのが現状である。骨粗鬆症が早期に発症するのを防ぐにも、肌や筋肉の加齢変化が実年齢より早期に現れるのをくいとめるためにも、家系に乳がん患者がいなければ、早発閉経の患者にはHRTは必要と考える。

なお、ル・エストロジェルを塗布した部位に紫外線があたると、日焼けがきつくなりシミになることがあるので、夏など、腕を出す服装をする時期には、直接紫外線があたらないように気を付けたほうが良いと考える。

【症例5】

48歳、主婦

主訴：無月経、ホットフラッシュ

既婚、1回妊娠1回普通分娩（出産）

身長：150cm、**体重**：50.8kg、**BMI**：22.6

既往歴：子宮内膜増殖症

家族歴：母：子宮筋腫、高脂血症、祖母：高血圧

SMI：52点、SRQ-D：14点、SDS：43点、血圧・脈拍・体温正常範囲

現病歴：30代で月経量が多く過長月経もあり、他院で子宮内膜増殖症と診断され、ピルをずっと飲んでいた。血液検査で肝機能障害が出て、ピル内服をやめた。半年前から月経が来ない。HRT希望で来院。「月経はあったほうが良いが、過多月経や過長月経は嫌」と主張する。E_2：10pg/ml、FSH：18mIU/mlで脳下垂体は閉経しておらず、まだ月経が来る「ゆらぎ」の状態であった。高齢の義母が近くに引越しをしてきたという。ストレスのせいか卵巣機能不全状態。既往歴、家族歴に特記すべきことなし。子宮がん検診・乳がん検診異常なし。子宮・卵巣は正常サイズ。カウフマン療法と同様にエストラーナテープ0.72mgとデュファストン5mg 0.5錠を使用し、少量7日間月経を発来させ、経過観察。

処方例：エストラーナテープ0.72mg 1枚を2日に1回で1日、3日、5日、7日、9日、11日、13日と7枚貼付、デュファストン5mg 0.5錠を5〜14日まで10日間内服（またはエフメノ100mg 2カプセル内服〈眠前〉5〜14日まで10日間内服）、17日頃月経発来。この間歇療法（月経が来る方法）で17日頃周期的に月経（月経様消退性出血）を5〜7日間程度発来させ、3カ月経過観察。過多月経にならないようにホルモン量を少し減らし、短い投薬期間で治療施行。

〔解説および経過〕

少し月経不順はあるものの、自然月経が発来しだし、ホットフラッシュは出なくなる。ストレスを発散するよう指導し、6カ月〜1年ごと経過観察。

4年後、52歳で、1年前から月経が来ない、またホットフラッシュが出始めているといい来院。月経は来なくて良いので、ホルモン補充希望。義母は夫の兄と同居することになり、昨年また引越しした。E_2：5pg/ml未

満、FSH：76mIU/ml、ホルモンは閉経状態で最終月経から1年経過。閉経年齢は52歳。子宮がん検診・乳がん検診異常なし。子宮・卵巣正常範囲大（経腟超音波検査で子宮内膜厚み：5mm未満）。

> **処方例**：エストラーナテープ0.72mg 1枚貼付、デュファストン5mg 0.5錠（またはエフメノ100mg 1カプセル内服〈眠前〉）を2日に1回使用で持続療法（月経が来ない方法）開始。

2年間、上記治療施行。ホットフラッシュはなくなったが、不正性器出血の副作用を認め、54歳でE_2：78pg/ml、FSH：83mIU/ml、3日に1回に減量するも貼付部位の発赤と痒みが出現、「入浴時テープは気になる」と薬剤変更希望。「腕に塗るのは日焼けが心配」という。ディビゲル1mg 1包塗布とデュファストン5mg 0.5錠を2日に1回で使用するよう指導。

> **処方例**：ディビゲル1mg 1包（左右いずれかの大腿部または下腹部の約400㎠に塗布）とデュファストン5mg 0.5錠（エフメノ100mg 1カプセル内服〈眠前〉）を2日に1回使用で持続療法（月経が来ない方法）開始。

「副作用の不正性器出血はなくなったが、ディビゲル1包全部を片方の大腿部に塗るとべたべたしてなかなか乾燥せず、大半がパジャマのズボンについてしまう」と不満あり。ディビゲル1mg 0.5包ずつ、両側大腿部に塗布してみるよう指導。「乾燥するのが早く、これなら気にならない」。3カ月後血中E_2：42pg/ml、FSH：61mIU/ml。経過良好。1年1回で子宮がん検診・乳がん検診、経腟超音波検査施行。6カ月ごとで採血施行。副作用のないことを確認しながら経過観察。

57歳、血中E_2：11pg/ml、FSH：71mIU/ml、HRT開始から5年経過。乳がんのリスクが高くなることなどを説明。調子が良いのでもうしばらくHRT施行継続希望。

58歳、不正性器出血少量3日間（+）血中E_2：19pg/ml、FSH：44mIU/ml、子宮頸がん・体がん検診ともに異常なし。「怖いのでHRTはもうやめる」と終了希望。「疲れやすいのでプラセンタ療法希望」。実質の更年期は52歳閉経から5年間の57歳までで、更年期は過ぎており、更年期障害はもう心配はないことを説明。ただ個人差はあると考えるので、自律神経失調症の易疲労感に対し、59歳までは「更年期障害」の一貫として保険使用可能を説明、1～2週間に1回の注射治療を約1年施行。冷えが出現し、冬から当帰芍薬散6g（分2食前）を併用投与。

処方例：メルスモン注射薬2ml/A（アンプル）、1日1回1A皮下注射、1～2週間に1回施行。クラシエ当帰芍薬散6.0g/日（分2前）（漢方薬は食前か食間に使用するよう指導するが、飲み忘れた場合は食後でも、飲まないよりは効果が期待できるので、とにかく内服するよう指導）を処方。

52歳閉経で60歳は更年期ではないので、60歳で更年期障害の診療は終了した。

【症例6】

50歳、パート（週3回スーパーのレジ業務勤務）

主訴：ホットフラッシュ、易疲労感

既婚、2回妊娠2回普通分娩（出産）

身長：148cm、**体重**：53.8kg、**BMI**：24.6

既往歴：虫垂切除術

家族歴：母：高脂血症、父：心筋梗塞、祖母：脳梗塞

SMI：48点、SRQ-D：12点、SDS：41点、血圧・脈拍・体温正常範囲

現病歴：1年ほど前から月経不順が始まり、4カ月前から月経が来ない。急に顔が熱くなり、大量の汗がふき出てくる。周囲から顔が赤いといわれる。最近、症状の出る回数が増えて苦痛。疲れやすい。日常でこれまでと同じ家事をしているのに面倒でおっくうに感じる。職場でも、些細なレジの集計などが面倒ですぐ周囲の人に頼んでしまい、同僚からクレームをいわれたと初診。HRT希望。

治療前、採血E_2：10pg/ml未満、FSH：63mIU/ml、ホルモンは閉経状態、子宮がん検診・乳がん検診異常なし、卵巣腫大なし、血液・生化学検査異常なし。家族歴に母親、姉妹に乳がんはいないことを確認。

処方例：エストラーナテープ0.72mg 1枚貼付とエフメノ100mg 1カプセル内服（眠前）を2日に1回使用で持続療法（月経が来ない方法）開始。

〔解説および経過〕

上記HRT開始後、副作用の不正性器出血、乳房緊満感、頭痛、下腹痛などがないことを確認し、血栓症やがんの発症がないよう注意しながら、1〜2カ月ごとで経過観察。6カ月に1回で血中ホルモンE_2とFSHとTSH、D-dimer、血算、肝機能、腎機能、HbA1cなどを採血チェック、E_2：30〜50pg/ml、FSH：40〜60mIU/ml濃度を指標とする。子宮がん検診、乳腺外科受診異常なし。1年1回のがん検診施行を指示し、経過良好であった。不正性器出血はなく、閉経年齢は50歳。

開始から1年後、「初診時のホットフラッシュも気力もましになり、少し面倒くささはあるものの、家事や仕事はできている。しかし体重が増えて困る。BMI：25.1になった。頭痛はない」。LDL-C（悪玉コレステロール）：220mg/dl↑（正常値：70〜139）、TG（中性脂肪）：110mg/dl（正常値：30〜149）、HDL-C（善玉コレステロール）：59mg/dl（正常値：40〜90）と悪玉コレステロールが上昇し、高脂血症出現。E_2：54pg/ml、FSH：

62mIU/ml、D-dimer：0.5μg /ml 以下（正常値：1.0 以下）、腹囲：85cm (90cm 以上は脂質異常を疑う）[1,2]、血圧は正常範囲内、糖尿病はなし。調子が良いので HRT 継続希望。しかし高脂血症が出ているので HRT は 3 日に 1 回使用に減量。リピトール錠 5mg（アトルバスタチン錠 5mg）1 錠の毎日内服を併用投与追加。高脂血症は生活習慣病なので HRT をする場合、脂質が正常範囲になるよう投薬するほうが安全。日常生活について「脂っこいものや味の濃いものを避け、体重が増えすぎないことが重要で、1 日 3 回できるだけ決まった時間に食事をとる、間食しない、刺激の強いものや脂肪分の多い食事をとり過ぎない、しっかり睡眠をとってストレスをためない、アルコールや喫煙は控える、適度な運動（1 日 1 回早歩きを 15〜30 分で週 3 回する等）をするように、十分な水分をとって脱水に注意するように」など、食事や運動について注意・指導する。水分は、水やお茶、スポーツドリンクで補給し、コーヒーや紅茶などのカフェインを含むものや、糖分をいっぱい含むオレンジジュースなどは飲まないよう指導する。高脂血症を放置すると、動脈硬化や脳梗塞、心筋梗塞などの重篤な疾患を引きおこすことがあるので、悪化しないように、高脂血症を意識しながら生活するよう指導。頭痛やしびれなど血栓兆候の症状が出ていないことを確認。D-dimer は今回正常範囲であったが、1.0〜3.0 未満なら当院で FM（フィブリンモノマー）複合体を測定し、高値の場合や D-dimer：3.0μg /ml 以上ならできるだけ早く救急病院などの循環器内科に紹介し、血栓症が発症していないか凝《ぎょう》固《こ》能《のう》亢進《こうしん》について診察が必要である。

> **処方例**：エストラーナテープ 0.72mg 1 枚貼付とエフメノ 100mg 1 カプセル内服（眠前）を 3 日に 1 回使用とリピトール 5mg 1 錠内服を毎日（夕食後）使用。

高脂血症治療薬処方から 2〜3 カ月後で、LDL-C：110mg/dl、TG：120mg/dl、HDL-C：69mg/dl、GOT/GPT、γ-GTP 正常範囲、腎機能正常

範囲、血糖異常なし、E_2：32pg/ml、FSH：68mIU/ml、D-dimer：0.5μg/ml以下、「ホットフラッシュはなく、ホルモン剤を減量されたがとくに変化を感じない。調子は良い」。高脂血症投薬開始から、3カ月に1回は脂質など肝機能と血算、D-dimerについて採血チェック。血圧、体重、身長測定、BMI算出、腹囲測定。生活習慣について指導。血栓兆候が出ていないか、更年期症状とともにチェック施行。6カ月ごとで肝機能や血算、D-dimerに加え、ホルモンや腎機能などの採血を施行。1年に1回は子宮がん検診、乳がん検診、経膣超音波検査施行。53歳、「乳房が張った感じがある」と乳房緊満感の症状あり。HRTをエストラーナテープ0.72mgから0.54mgに減量。

処方例：エストラーナテープ0.36mg 1枚と0.18mg 1枚貼付とエフメノ100mg 1カプセル内服（眠前）を3日に1回で使用と、リピトール5mg 1錠内服を毎日（夕食後）使用。

処方3カ月後、乳房緊満感はおさまり、不正性器出血はない。頭痛などもない。E_2：26pg/ml、FSH：70mIU/ml、D-dimer：0.5μg/ml以下、LDL-C：98mg/dl、TG：138mg/dl、HDL-C：82mg/dl、GOT/GPT、γ-GTP正常範囲、腎機能正常範囲、血糖異常なし、ホットフラッシュなく、ホルモン剤を減量してもとくに変化を感じない。

処方8カ月後、「調子は良い。2枚貼付するのが面倒」。LDL-C：89mg/dl、TG：186mg/dl↑、HDL-C：80mg/dl、悪玉コレステロールは改善したが中性脂肪が高値に変化したので、リピトール5mgからパルモディア錠0.1mg（0.1mg/錠ペマフィブラート：高脂血症治療剤）を2錠/日（分2後）に変更し、エストラーナテープ0.36mgに減量。

処方例：エストラーナテープ0.36mg 1枚貼付とエフメノ100mg 1カプセル内服（眠前）を3日に1回使用と、パルモディア錠0.1mg 2錠

（分 2 後）を毎日内服。

処方 2 カ月後、「年末年始は過食してしまった。調子は良い。ほとんどホットフラッシュはない。頭痛やしびれはない」。E_2：20pg/ml、FSH：66mIU/ml、D-dimer：0.5 μg/ml 以下、LDL-C：106mg/dl、TG：158mg/dl↑、HDL-C：78mg/dl、GOT/GPT、γ-GTP 正常範囲、腎機能正常範囲、血糖異常なし、体重が増加し BMI：25.5、食生活や運動など生活習慣をしっかり意識して改善するよう指導。これ以上 BMI が増えると HRT は中止すると説明。

55 歳の受診時、LDL-C：126mg/dl、TG：98mg/dl、HDL-C：90mg/dl、「ホットフラッシュはない」。HRT 開始から 5 年。乳がんなど副作用についてのリスクと HRT のベネフィットについて説明。「もうしばらく HRT 継続希望」、HRT はエストラーナテープ 0.18mg に減量。

処方例：エストラーナテープ 0.18mg 1 枚貼付とエフメノ 100mg 1 カプセル内服（眠前）を 3 日に 1 回使用と、パルモディア錠 0.1mg 2 錠（分 2 後）を毎日内服。

処方 5 カ月後、E_2：20pg/ml、FSH：68mIU/ml、D-dimer：0.5μg /ml 以下、LDL-C：138mg/dl、TG：99mg/dl、HDL-C：80mg/dl、GOT/GPT、γ-GTP 正常範囲、腎機能正常範囲、血糖異常なし、ホットフラッシュなく、調子は良い。

56 歳時、LDL-C：154mg/dl↑、TG：86mg/dl、HDL-C：76mg/dl、子宮がん検診も乳がん検診も異常なし。

高脂血症の薬はリピトール錠 5mg 1 錠に再度変更。HRT はエストラーナテープ 0.09mg に減量。閉経から 5 年経過。更年期は通り過ぎたことを説明。骨密度（BMD：Bone Mineral Density）：YAM：82%（腰椎 L1-4）、BMD：YAM：78%（左大腿骨）。閉経後骨粗鬆症の治療として HRT 継続希望。

処方例：エストラーナテープ0.09mg 1枚貼付とエフメノ100mg 1カプセル内服（眠前）を3日に1回使用と、リピトール錠5mg 1錠（分1夕食後）を毎日内服。

処方5カ月後、E_2：10pg/ml、FSH：88mIU/ml、D-dimer：0.5μg /ml以下、LDL-C：108mg/dl、TG：112mg/dl、HDL-C：76mg/dl、GOT/GPT、γ-GTP正常範囲、腎機能正常範囲、血糖異常なし。叔母が乳がんになって手術をした。「怖いのでHRTはもう終了する」と希望あり。HRT終了。終了後5年間は、子宮がん検診・乳がん検診を1年に1回で受けるよう指導。家族歴に高脂血症、心筋梗塞、脳梗塞があり、自身も高脂血症が出ているので、高脂血症の治療継続を勧めた。

漢方薬処方の実際

【症例 1】

50 歳、事務員

主訴：ホットフラッシュ、めまい、肩こり、冷えのぼせ

診断名：更年期障害

既往歴：なし

家族歴：母：乳がん、祖母：乳がん、卵巣がん

現病歴：X 年 8 月初診。月経は 28 日周期で順調、月経期間 7〜8 日間、月経量は普通であったが、2 月から月経不順で 6 月から月経が来ない。急に首から上が熱くなり汗が出る。7 月、エアコンの効いた職場で足は冷えるのに顔が熱い。最近肩こりがひどい。めまいがして仕事に支障を来している。更年期障害かもしれないと受診。母親が乳がんなのでホルモン剤の治療はしたくない。未婚。妊娠分娩の経験なし。

西洋医学的所見：身長：160cm、体重：58kg、血圧：127/87、脈拍：76/m、子宮・卵巣は正常大（子宮には小さい筋腫あり）。神経学的異常所見なし、血液生化学検査は異常なし。

漢方医学的所見：顔色は良好。冷えのぼせ、肩こりがある。体格はしっかりしている。便通は毎日 1 回。下痢はない。舌候：白苔《はくたい》、舌下《ぜつか》静脈怒張《じょうみゃくどちょう》（+）（瘀血《おけつ》所見）、脈候：沈、実脈、腹候：腹力充実、下腹部に抵抗・圧痛（+）、胃内停水《いないていすい》（振水《しんすい》）音、心下痞鞕《しんかひこう》や胸脇苦満《きょうきょうくまん》はない。裏熱実証。

処方：桂枝茯苓丸《けいしぶくりょうがん》料エキス細粒　クラシエ　6.0g/ 日（分 2 前）

経過：初診時に桂枝茯苓丸料6.0g/日（分2）を処方。4週間後9月、「シナモン味で美味しい」という。同処方継続。16週間後11月、「まだホットフラッシュはあるが漢方薬を内服し、めまいで仕事に支障を来すことはなくなった」。24週間後1月、「ここ最近は、冷えのぼせはまし」という。32週間後3月、「ホットフラッシュはまし」、本人希望でそのまま同処方継続。40週間後5月、「ホットフラッシュはあるがずっとまし。体調は良い。漢方薬のシナモン味は好きなので飲んでおきたい」、同処方継続。52週間後8月、「漢方薬はちゃんと飲めている」、3カ月ごとに通院し経過観察、6カ月ごとに副作用などを採血チェックし、約3年間内服。4年後2月、「飲み忘れが出ている。冬なのにそれほど冷えを感じずにすんでいる」という。残薬を4月まで内服し、漢方薬は廃薬《はいやく》（中止）した。

処方のキーポイント：ホットフラッシュ、体格はしっかりしている、冷えのぼせ、肩こり、めまい

【症例2】

45歳、会社員（経理部）

主訴：月経前に気持ちが落ち込む、イライラ、便秘

診断名：月経前症候群（PMS）、便秘症

既往歴：なし

家族歴：なし

現病歴：X年2月、常に便秘。放っておくと1週間くらい便が出ないことがある。以前から月経前に気持ちが落ち込むことはよくあったといい初診。月経は28日周期で順調、月経期間6～7日間、月経量は普通、月経痛はあるがひどくない。最近月経前に食欲が亢進する。仕事から18～19時に帰り、夕食は20時前後、寝付くのは夜中1時頃。朝7時に起きて仕事に行く。夜は眠れているが夢をよく見る。人に何かいわれると気にするタイプ。いつも月経前にイライラする。今回、月

経前の気分の落ち込みがひどく、昼夜逆転し、便秘もひどくなり受診。未婚。妊娠分娩の経験なし。

西洋医学的所見：身長：158cm、体重：48kg、血圧：102/63、脈拍：70/m。子宮・卵巣に異常所見なし。神経学的異常所見なし。

漢方医学的所見：顔色は血色良好。体格は筋肉質。便通は3〜4日に1回（市販下剤使用）。冷えや肩こりがある。**舌候**：やや暗紅色、黄苔《おうたい》（＋）、舌下静脈怒張（＋）（瘀血所見）、**脈候**：沈、実脈、**腹候**：腹力充実、小腹急結《しょうふくきゅうけつ》（＋）、心下痞鞕や胸脇苦満はない。裏熱実証。

処方：桃核承気湯《とうかくじょうきとう》エキス細粒　クラシエ　6.0g/日（分2前）

経過：初診時に桃核承気湯6.0g/日（分2）を処方。2週間後2月、「漢方薬はスムーズに飲める」という。同処方継続。4週間後3月、「便は1日1回で出るようになった」といい、同処方継続。6週間後、「月経前の昼夜逆転はましになっている」、10週間後、「睡眠時間は最近6〜7時間で熟睡できている」、12週間後5月、「月経は順調で、最初は毎日漢方薬を飲み、便通も毎日あった。最近は度々飲み忘れるが、便は毎日正常便で出ている。気持ちはそこまで落ち込まないので涙も出ない」。経過良好で残薬（10包）がなくなれば、一旦中止（廃薬）で様子を見るよう指示した（漢方薬があったほうが更年期障害にも効果があるので、希望するならば再度受診するよう指示した）。

処方のキーポイント：便秘、月経前のイライラ、体力がある

【症例3】

51歳、販売員

主訴：汗、ほてり、めまい、頭痛、不安、疲れやすい

診断名：更年期症候群、自律神経失調症

既往歴：虫垂切除術（14歳）

家族歴：母：胃がん、祖母：乳がん

現病歴：X年5月、仕事で大阪に行き脳貧血で倒れた。不安だった。病院で脳波も頭部CTも血液検査も異常なしだった。普段から時々血の気がひくような、フラーッとするめまいが出る。けれど検査では常に貧血はないといわれる。頭重、頭痛、肩こりがあり疲れやすい。冷え症。40歳で離婚してから、クヨクヨして緊張しやすく、人込みへ行くと汗が出る。最近は、家にいても急にほてって汗が出る。1年前4月から月経が来ていない。HRTは祖母が乳がんなので不安だからやりたくない、漢方薬を希望でX年7月に初診。1回経妊1回経産。

西洋医学的所見：**身長**：155cm、**体重**：40kg、**体温**：35.9℃、**血圧**：96/63、**脈拍**：58/m。**SDS**：44点。血液検査異常所見なし。子宮・卵巣に異常所見なし。神経学的異常所見なし。1年前4月まで月経不順（初診時の採血で E_2：5pg/ml未満、FSH：72mIU/ml、閉経年齢：51歳）。

漢方医学的所見：顔の血色がよくない。体格はやせて華奢。便通は2〜3日に1回。**舌候**：薄い白苔、舌下静脈怒張（+）（瘀血所見）、**脈候**：沈、虚脈、**腹候**：腹力全体に軟弱、臍傍圧痛《せいぼうあつつう》（+）、胸脇苦満軽度（+）、胃内停水音や心下痞鞕はない。裏熱虚証。

処方：加味逍遥散《かみしようようさん》料エキス細粒　クラシエ　6.0g/日（分2前）

経過：初診時、加味逍遥散料6.0g/日（分2）を処方。1週間後、「漢方薬は飲める」という。同処方継続。4週間後8月、「めまいはましな気がする。セロリみたいな味でスッとして飲みやすい」。12週間後10月、「頭痛、頭重はましだが、肩こりや汗、ほてりはある」。同処方継続。20週間後12月、「寒くなってきたからか、汗、ほてりはあるけれどまし」。32週間後3月、「年度末の仕事は、いつものような不安やイライラはなくてすんでいる」。本人の希望でそのまま同処方継続。飲み忘れる、あるいは味が飲みにくく苦くなってきたらやめる（廃薬する）よう指導。山梔子《さんしし》の生薬が入っているので、ひどい副作用（腸間膜静脈硬化症）が出ないよう、5

年を超えない範囲でなら内服継続しても良いと説明指導。

処方のキーポイント：体質虚弱、冷え、多彩な症状（精神不安、めまい、頭痛、イライラ等）

【症例4】

43歳、事務員

主訴：月経痛（生理痛）

診断名：月経困難症

既往歴：なし

家族歴：母：乳がん、祖母：乳がん、卵巣がん

現病歴：X年7月、生理痛が重く、市販の薬では効かなくなってきたといって初診。月経は28日周期で順調、月経期間7〜8日間、月経量は普通であるが下腹痛がひどく寝込むことがある。仕事に支障を来し、鎮痛剤（ロキソニン）を飲んでも痛みがひどいと申し出あり。未婚。妊娠分娩の経験なし。

西洋医学的所見：**身長**：156cm、**体重**：56kg、**血圧**：117/77、**脈拍**：76/m。子宮・卵巣は正常大。子宮は軽度腺筋症あり。神経学的異常所見なし。

漢方医学的所見：顔色は良好。冷えのぼせ、肩こりがある。体格はしっかりしている。便通は毎日1回。**舌候**：白苔、舌下静脈怒張（+）（瘀血所見）、**脈候**：沈、実脈、**腹候**：腹力充実、下腹部に抵抗・圧痛（+）、胃内停水音や心下痞鞕、胸脇苦満はない。裏熱実証。

処方：桂枝茯苓丸料エキス細粒　クラシエ　6.0g/日（分2前）

経過：初診時に桂枝茯苓丸料6.0g/日（分2）を処方。4週間後8月、「シナモン味で美味しい」。同処方継続。16週間後11月、「まだ月経痛はあるが、漢方薬と鎮痛剤の併用で寝込むことはなくなった」という。24週間後1月、「ここ2回はそれほど痛くなかった」。32週間後3月、「痛み止め

は飲まなくてすんだ」。本人希望でそのまま同処方継続。40週間後5月、「体調は良い。痛み止めは飲むか飲まないかといった感じ」。一旦中止を勧めるも、「シナモン味は好きなので飲んでおきたい」。同処方継続。52週間後8月、「漢方薬の飲み忘れが出ている。卓球をしているが、試合中、月経が始まっているのに気付かず最後まで大会に出場し、優勝した」と話し、経過良好で漢方薬は廃薬した。

処方のキーポイント：月経痛、体格はしっかりしている、冷えのぼせ、肩こり

【症例5】

55歳、専業主婦

主訴：めまい、のぼせ、汗、イライラ

診断名：血の道症

既往歴：高脂血症

家族歴：伯母：脳溢血

現病歴：X年9月、めまい、急にのぼせて汗が出るという訴えで初診。閉経は54歳。妊娠2回、分娩2回。めまいとのぼせがとにかくひどい。やる気が出ない。肩がこる。夫のがんの再発が心配。イライラしやすく、感情の浮沈みが激しい。子宮筋腫を他院で指摘されたため、HRTはしたくない、漢方薬希望で来院。

西洋医学的所見：**身長**：160cm、**体重**：54kg、**血圧**：131/86、**脈拍**：89/m。神経学的異常所見なし。血液生化学的所見：LDL-C：143↑、HDL-C：78、TG：220↑。軽度高脂血症。SMI：52点、SDS：35点。子宮筋腫あり。卵巣に異常所見なし。

漢方医学的所見：顔色はやや赤ら顔。体格はしっかりしている。肩こりがある。便通は毎日1回、正常便。下痢なし。冷えはない。**舌候**：白苔（＋）、やや先端が赤い、歯圧痕《しあつこん》（−）、舌下静脈怒張（＋）（瘀血所見）、**脈候**：沈、虚脈、**腹候**：腹力中等度、臍傍圧痛（＋）、小腹全

体に軽い抵抗がある。心下痞鞕（＋）、胃内停水音や胸脇苦満はない。裏熱虚証。

処方：女神散《にょしんさん》エキス顆粒　ツムラ　7.5g/ 日（分 3 前）

経過：初診時に女神散エキス顆粒 7.5g/ 日（分 3）を処方。2 週間後 10 月、「のぼせ、汗は少し落ち着いた。夫の腎臓がんの再発転移がみつかった。肩はこる。漢方薬は飲める」といい、同処方継続。4 週間後 11 月、「漢方薬は合っていると思う。精神科を受診したが、うつ状態とまではいえないといわれ、薬は出されなかった」。漢方薬継続希望。同処方継続。8 週間後 12 月、「イライラは少しましになり、めまい、ホットフラッシュもましになっている。肩こりはある」。同処方継続。12 週間後 1 月、「汗やほてりは全然出ていない。気力も肩こりもまし」。女神散 5g/ 日（分 2）に変更し継続。16 週間後 2 月、「夫がまた手術することになり入院した。家で夫の話を聞かなくてすみ、精神的に少し楽。漢方薬はもうしばらく内服希望」。女神散 5g/日（分 2）で処方継続。30 週間後 6 月、「めまい、ホットフラッシュはおさまり、漢方薬は内服していなかった」というので廃薬。

処方のキーポイント：体質中肉中背、のぼせ、めまい、同じ症状を繰り返し訴える（肩こりなど）

【症例 6】

13 歳、中学生

主訴：月経痛（生理痛）、月経異常、貧血

診断名：月経困難症

既往歴：なし

家族歴：母・祖母：卵巣嚢腫

現病歴：X 年 3 月、初経初来。以後、月経は 30 日周期であるが、月経が 10～13 日間続き（過長月経）、月経終了後短期間で次の月経が来る。月経量が多く、月経痛がひどくて寝込む。度々学校を休む。鎮痛剤を飲んでも痛みがひどい。常にしんどいと全身倦怠感をいう。他院内科で軽度貧血（Hb：10.5g/dl）と指摘され、母親に付き添われてX年11月に初診。

西洋医学的所見：**身長**：152cm、**体重**：42kg、**血圧**：94/63、**脈拍**：72/m。眼瞼結膜：軽度貧血様。子宮・卵巣に異常所見なし。神経学的異常所見なし。

漢方医学的所見：顔色は悪く、やや蒼白。体格華奢。冷えがある。皮膚は湿潤。便通は1〜2日に1回。**舌候**：薄い白苔、舌下静脈怒張（+）、歯圧痕（+）、**脈候**：沈、虚脈、細、**腹候**：腹力軟弱、下腹部に軽度抵抗・圧痛（+）、胃内停水音（+）、心下痞鞕や胸脇苦満はない。裏寒虚証。瘀血、水滞あり。

処方：当帰《とうき》芍薬散《しやくやくさん》エキスT錠　オースギ　18錠/日（分3前）（粉はのめないと訴えあり）

経過：初診時、粉は飲めないため当帰芍薬散エキスT錠18錠（分3前）を処方。4週間後11月末、「月経量は多いがそれほど痛くなかった」という。同処方継続。12週間後1月、「月経痛は我慢できる範囲で、今回は鎮痛剤を飲まなくてすんだ。漢方薬の数が多いので内服回数を減らしてほしい」と希望あり。同処方12錠/日（分2前）に変更し継続。16週間後2月、「漢方薬は1日1回、6錠で内服していたが、月経痛はましだった」。同処方6錠/日（分1前）で継続。24週間後4月、「調子が良かったので内服を中止したら、再度月経痛がきつく感じた。1日6錠（分1）で処方希望」。同処方で約1年、加療継続後、飲み忘れが頻回に出て、残薬が1カ月分はある状態になったため廃薬。

処方のキーポイント：若い女性で体格華奢、体質虚弱、月経痛、冷え、貧血

【症例 7】

40 歳、パート事務員（主婦）

主訴：月経不順、挙児希望（不妊）

診断名：月経不順、多のう胞性卵巣症候群（PCOS）、不妊症

既往歴：なし

家族歴：祖母：糖尿病

現病歴：X 年 4 月、子どもが欲しくて初診。他院産婦人科を受診し、多のう胞性卵巣症候群（PCOS）で排卵しにくいと診断されたが、先生と相性が合わず、漢方薬で体質を変えたいと来院。39 歳で結婚する前、月経は 28 日周期で順調だったが、最近は 16 日周期、34 日周期、60 日周期とバラバラに来る。月経期間 4～5 日間、月経量は普通。月経痛はあるがひどくない。ストレスに弱い。気になることがあると夜眠れなくなる。

西洋医学的所見：**身長**：159cm、**体重**：51kg、**血圧**：122/63、**脈拍**：73/m。子宮・卵巣は正常大。卵巣は両側多のう胞あり。月経開始 D5、LH：19.4mIU/ml↑、テストステロン：3.8ng/ml↑、Hb：10.5g/dl↓（軽度貧血有）。神経学的異常所見なし。

漢方医学的所見：顔の血色がよくない。冷えがある。唇が乾く。体格はすらりとしている。便通は毎日 1 回。便秘、下痢はない。**舌候**：白苔、舌下静脈怒張（+）（瘀血所見）、**脈候**：沈、虚脈、**腹候**：腹力やや軟弱、臍傍圧痛（+）、胃内停水音（+）、心下痞鞕（−）、胸脇苦満（+）。裏寒虚証。

処方：温経湯《うんけいとう》エキス顆粒　ツムラ　7.5g/ 日（分 3 前）

経過：初診時に温経湯 7.5g/ 日（分 3）を処方。2 週間後 4 月、「味は問題ない。子どもが欲しいといったが、家庭の事情で 1 年ほど様子をみることになった。不妊症外来には行かず漢方薬でしばらく様子をみたい」。同処方継続。8 週間後 6 月、「月経が来なかったので妊娠反応検査をしたが陰

性だった」。16週間後8月、「6月に当院受診後、すぐに月経が発来、8月に入ってすぐに40日周期で次の月経が来た」。同処方継続。28週間後11月、「9月は35日周期で月経が来た。10月から仕事のストレスが多いが、月経は30日周期で来た。漢方薬はないよりはあったほうが良い。来年からは積極的に子どもを作るため不妊症外来に行くつもり」と希望あり。年明け1月、不妊症外来受診まで、ひとまず温経湯を内服するよう指示し、同処方継続。妊娠したら温経湯は廃薬するよう指導した。なお、38歳以上では、38歳未満に比べて急に自然妊娠しにくくなり、自然で経過をみている時間がもったいないため、漢方薬を内服しながらで良いので、来年といわずできるだけ早く不妊症外来に行ったほうが良いと指導した。

処方のキーポイント：温経湯は証を選ばない。冷え、月経不順、挙児希望、唇が乾く

【症例8】

50歳、保育士

主訴：手足の冷え、しもやけ

診断名：冷え症

既往歴：卵巣嚢腫摘出術（39歳）

家族歴：母：高血圧症、大腸がん、父：膠原病（皮膚筋炎）

現病歴：もともと冷え症あり。未婚。1月で寒くても、晴れた日は、屋外で園児たちを遊ばせるため、度々数時間は屋外にいないといけない。いつも冬になるとしもやけができて困る。イライラすることはあるが、顔のほてりはない。最近、寒くなり冷えがひどくて腰痛が出る。足が冷えると下腹部まで痛くなることがよくある。漢方薬を希望し、X年1月初診。

西洋医学的所見：**身長**：161cm、**体重**：53kg、**血圧**：96/51、**脈拍**：63/m。子宮・卵巣に異常所見なし。神経学的異常所見なし。血算、血液生化学的異常所見なし。胸腹部に異常所見なし。閉経は47歳。

漢方医学的所見：皮膚の色は著変なし。両手背、指はしもやけ（+）、冷えている。便通は良好で毎日 1 回。舌候：薄い白苔、舌下静脈怒張（+）（瘀血所見）、歯圧痕（+）、脈候：沈、虚脈、腹候：腹力 2/5 やや軟弱、やや右下腹部に抵抗・圧痛（+）、腹直筋緊張（+）、胃内停水音や心下痞鞕、胸脇苦満はない。裏寒虚証。
処方：当《とう》帰《き》四《し》逆《ぎやく》加《か》呉《ご》茱《しゆ》萸《ゆ》生《しよう》姜《きよう》湯《とう》エキス細粒　クラシエ　7.5g/ 日（分 2 前）

経過：初診時、当帰四逆加呉茱萸生姜湯 7.5g/ 日（分 2）を処方。4 週間後 2 月、「冷えはましになった」。同処方継続。8 週間後 3 月、「卒園イベントの準備で忙しいが下腹痛はなくなって助かる」。同処方継続。12 週間後 4 月、「入園してきた 1 歳児、2 歳児が慣れずに泣きわめいて困るが、そんなにイライラしない。しもやけがなくなった。漢方薬はここ数日飲んでいないが調子が良い」。X 年 4 月 15 日で漢方薬は廃薬した。

処方のキーポイント：婦人科手術の既往歴がある、冷え、しもやけ、下腹痛

【症例 9】
47 歳、介護福祉士
主訴：月経不順、ほてり、イライラ
診断名：血の道症
既往歴：子宮筋腫核出術（37 歳）
家族歴：母：子宮筋腫
現病歴：X 年 3 月に初診。前年末くらいから、少し体が熱いと顔がほてり、発汗する。月経不順、過多月経。仕事は少しハードでイライラすることが多い。ホルモン剤で子宮筋腫がまた大きくなると嫌なので漢方薬希望で来院。前年半ばまでは、月経は 28～30 日周期で順調だったが、末頃から 20～25 日と短い。月経量が多い。既婚。2 回経妊 1

回経産。

西洋医学的所見：身長：151cm、体重：49kg、血圧：109/66、脈拍：58/m。子宮に小さい筋腫あり。卵巣に異常所見なし。神経学的異常所見なし。Hb：11.5g/dl、Fe：35↓（血色素は正常下限で貧血はないものの血清鉄は不足）。SDS：44点、胸腹部に異常所見なし。

漢方医学的所見：体格はやや小柄であるがぽっちゃりしている。体力中等度。顔色はよくない。皮膚が乾燥している印象がある。目の下にクマがある（瘀血所見）。便通は2〜3日に1回。**舌候**：白黄苔、やや全体が赤い、舌下静脈怒張（+）（瘀血所見）、**脈候**：沈、虚〜中間脈、**腹候**：腹力3/5中等度、心下痞鞕（+）、下腹部に軽い抵抗・圧痛（+）、胃内停水音や胸脇苦満はない。裏熱虚証。

処方：温清飲《うんせいいん》エキス細粒　クラシエ　6.0g/日（分2前）

経過：初診時、温清飲6.0g/日（分2）処方。2週間後4月、「漢方薬は飲める。月経が来てめまいがし、貧血のよう、量が多かったので止血剤を内服併用した」。漢方薬継続希望。同処方施行。4週間後5月、「月経は30日周期で順調に来た。漢方薬はないよりあったほうが良いと感じる。ほてりや発汗はまし」。同処方継続。12週間後7月、「月経は順調で、仕事量を少し減らしたせいかイライラはましになった。漢方薬は飲めなくはないが、苦くなってきた」という。同処方継続。20週間後9月、「温清飲は8月18日でなくなった。月経量は少し多いが、順調に30日周期で来ている。ほてりは今はない。漢方薬は苦いのでいらない」というので廃薬した。

処方のキーポイント：月経不順、過多月経、ほてり、イライラ、皮膚乾燥

【症例10】

51歳、看護師

主訴：のぼせ、汗、ほてり、やる気が出ない

診断名：更年期症候群

既往歴：子宮筋腫（未治療）、高血圧症（50歳）

家族歴：母：心臓病、祖母・祖父：がん

現病歴：X年1月を最後に月経が来ない。急にのぼせて汗が出る。汗、ほてりがひどい。やる気が出ない。おっくう。看護師をしていて若い人に指導をしないといけないが、やる気が出なくて困る。肩こりもひどい。昨年、職場の検診で高血圧を指摘され、内科から降圧剤を処方され毎朝飲んでいる。他の産婦人科で、大きい子宮筋腫があるためHRTは勧められないといわれた。漢方薬希望でX年12月に初診。既婚。妊娠分娩の経験なし。

西洋医学的所見：**身長**：158cm、**体重**：58kg、**血圧**：137/70、**脈拍**：83/m。子宮筋腫は子宮体部に直径40〜50mmのもの3個あり。卵巣に異常所見なし。神経学的異常所見なし。血算、血液生化学的異常所見なし。胸腹部に異常所見なし。SMI：42点。SDS：48点。閉経は51歳。

漢方医学的所見：顔はやや赤ら顔。体格はしっかりしている。肩こりと冷えのぼせがある。便通は毎日1回。便秘・下痢はない。**舌候**：白苔、やや紫紅色、舌下静脈怒張（+）（瘀血所見）、**脈候**：沈、実脈、**腹候**：腹力中等度、臍傍圧痛（+）、小腹全体に軽い抵抗がある。胃内停水音（−）、心下痞鞕や胸脇苦満はない。裏熱実証。

処方：桂枝茯苓丸料エキス錠　クラシエ　18錠/日（分3前）

経過：初診時で「粉薬が苦手」といい、桂枝茯苓丸料エキス錠18錠/日（分3）を処方。4週間後翌年1月、「汗、ほてりはましになった」。同処方継続。8週間後2月、「漢方薬はあっていると思う。やる気は少しましになり、冷えもましになっている」。同処方継続。12週間後3月、「気力は出てきている。漢方薬が多いので1回1袋（3錠）にしたい」と希望あり、9錠/日（分3）で処方に変更継続。16週間後4月、「朝、さあ行こう

という気になれる。漢方薬はもうしばらく飲んでいたい」。同処方継続。経過良好。20 週間後 5 月、「暖かくなってきたせいか再度ほてり、汗が出てきている」というので 18 錠 / 日に変更し継続。28 週間後 7 月、「汗やほてりは時々出るが夏で暑いのでホットフラッシュかどうかわからない。しんどくはない」とのことで同処方継続。36 週間後 9 月、「体調は良い。やる気も出ている。汗やほてりはひどくない。9 錠 / 日で飲んでいるので余っている。漢方薬はあったほうが良い」。9 錠 / 日で処方継続。44 週間後 11 月、「汗やほてりはまし。寒くなってきたので再度 18 錠 / 日で飲みたい」。18 錠 / 日で処方継続。52 週間後 1 月、「ホットフラッシュはない。冷えは昨年にくらべずっとまし」。漢方薬を希望。同処方継続。更年期症候群がピークの約 3 年間処方継続し、4 年後 5 月、廃薬した。

処方のキーポイント：体格はしっかりしている、赤ら顔、冷えのぼせ

【症例 11】

48 歳、専業主婦

主訴：喉の奥のつかえ感、動悸、不安

診断名：更年期症候群、不安状態

既往歴：なし

家族歴：母：高脂血症

現病歴：X 年 11 月末に 1 年浪人している娘の大学入学試験がある。動悸がする。喉の奥に何かものがつまるような感じがする。不安。吐き気がして少し胃がもたれる感じがする。1 月、2 月にもまだ入学試験は続く。娘は自信がないといい、代われるものなら代わりたいが、娘の話を聞いているこちらの気分もふさぐ。動悸がひどく内科を受診したが、心電図検査も血液検査も異常なしといわれた。神経質な性格。漢方薬希望で X 年 10 月に初診。

西洋医学的所見：**身長**：157cm、**体重**：46kg、**血圧**：121/63、**脈拍**：68/m。子宮・卵巣に異常所見なし。血算、血液生化学的異常所見な

し。神経学的異常所見なし。SDS：41点、胸腹部に異常所見なし。月経は28日周期で順調、月経期間5～6日間、月経量は普通で月経痛はない。

漢方医学的所見：顔色は色白。体格はややややせて華奢。皮膚は湿潤。便通毎日1回。便秘はない。下痢（－）。冷えはない。**舌候**：薄い白苔、湿潤、歯圧痕（＋）、胖大《はんだい》（ボテッとしている）、舌下静脈怒張（＋）（瘀血所見）、**脈候**：浮、実脈、滑脈、**腹候**：腹力中等度、臍上《せいじょう》悸《き》（＋）、胃内停水音（＋）、心下痞鞕（＋）、胸脇苦満はない。裏寒実証。水滞、気滞あり。

処方：半夏厚朴湯《はんげこうぼくとう》エキス細粒　クラシエ　6.0g/日（分2前）

経過：初診時で半夏厚朴湯6.0g/日（分2）を処方。5週間後12月、「調子は良い。11月の試験は終わった。もうすぐ結果がわかる。娘の表情も明るい。もうしばらく漢方薬は飲んでいたい」と希望あり。同処方継続。16週間後翌年2月、「喉の奥のつかえは取れ、動悸もなくなった。試験は2月10日ですべて終わった。しかし発表は3月1日にある。不安」といい、もうしばらく処方希望。同処方継続。21週間後、経過良好で廃薬した。

処方のキーポイント：喉の奥のつかえ感、不安、動悸、気分がふさぐ

【症例12】

48歳、会社員（事務員）

主訴：頭痛、めまい

診断名：更年期障害、自律神経失調症、めまい

既往歴：なし

家族歴：母：高血圧、糖尿病、祖母：糖尿病

現病歴：X年6月、「いつも雨降りの前や雨が降っている最中にめまいや頭痛が出るが、今回はとくにひどい」という症状で初診。月経は

28日周期で順調、月経期間7日間、月経量は普通で下腹痛はひどくない。下痢しやすい。足がむくみやすい。連日雨降りで、頭痛、めまいがひどく出て、仕事に支障を来し、鎮痛剤（ロキソニン）を飲んでも痛みが出るので来院した。耳鳴りはない。耳鼻科を受診したが、どこも異常なしといわれた。未婚。妊娠分娩の経験なし。

西洋医学的所見：**身長**：158cm、**体重**：54kg、**血圧**：120/86、**脈拍**：72/m。子宮・卵巣は正常大。子宮は軽度腺筋症あり。血液生化学検査異常なし。神経学的異常所見なし。

漢方医学的所見：顔色は良好。体格は中肉中背。便通は毎日1回。**舌候**：白苔、舌下静脈怒張（+）（瘀血所見）、**脈候**：沈、虚脈、**腹候**：腹力中等度、胃内停水音（+）、心下痞鞕（+）、胸脇苦満はない。臍上悸・臍下悸《せいかき》なし。裏寒実証。水滞あり。

処方：五苓散《ごれいさん》エキス細粒　クラシエ　6.0g/日（分2前）

経過：初診時で五苓散6.0g/日（分2）を処方。漢方薬は今日飲んですぐに効くというわけではないので、五苓散が効くまでの間、頭痛・めまいがひどいときには、屯用でメリスロン錠6mg（6mg：1錠：ベタヒスチンメシル酸塩：めまい治療剤）1錠、グランダキシン錠50（50mg：1錠：トフィソパム：自律神経調整剤）1錠を併用し、1日3回まで食後に内服してみるよう、10回分処方し指導。4週間後7月、「味は問題なく、飲みやすく美味しいくらい」という。「屯用剤は症状がひどいときだけ内服し、6回使用した。残あり」。同漢方薬処方継続。12週間後9月、「まだ少し雨降り前に頭痛やめまいがして、もうすぐ雨が降るとわかるが、ずいぶんまし。台風の季節になってきたので、五苓散はこのまま飲んでいたい。屯用剤は飲まずにすんだ」。同漢方薬処方継続。24週間後12月、「最近は症状が出ないので雨降りだと気づかない。屯用薬も全然飲んでいない。味は美味しいほどではないが、嫌ではないので飲んでおく」。同漢方薬処方のみ継続。36週間後3月、「飲み忘れが結構出ていて五苓散がたくさん余っている」

とのことで経過良好にて一旦廃薬。また梅雨前の5月末ぐらいに気になるような症状が出たら、残薬の五苓散を使用するよう指導（乾燥剤と一緒に食品保存用袋に入れて、湿らないように常温保存するよう指導。使用期限が2年ほどあり）。

処方のキーポイント：雨降り前や雨が降っているときの頭痛、めまい、下痢しやすい、むくみ

【症例13】

54歳、会社員（営業部）

主訴：動悸、不眠、イライラ

診断名：更年期症候群、動悸

既往歴：帝王切開術2回（1回目前置胎盤：35歳、37歳）

家族歴：母：甲状腺疾患、祖母：乳がん

現病歴：52歳で閉経。閉経してからほてりや汗が少し出るが、ひどくはない。動悸が出てしんどいと訴えあり、X年6月に初診。動悸は時々出るが、出るとしんどい。循環器内科に行き、24時間ホルター心電図検査をされ、不整脈があるといわれた。しかし、単発でひどくなく、たまに出る程度で頻発しているわけではない、抗不整脈薬は副作用があるので、薬を出すほどではないといわれた。閉経してから、なかなか寝付けず不眠があり、仕事はX年4月から管理職になり少しハードでイライラする。他院産婦人科で、ホルモン剤は不整脈があるなら出せないといわれた。動悸や不眠のイライラを何とかしてほしいと漢方薬希望で来院。帝王切開のときは心電図について何もいわれなかった。既婚。2回経妊2回帝王切開術。

西洋医学的所見：**身長**：156cm、**体重**：50kg、**血圧**：148/100、**脈拍**：78/m。子宮・卵巣に異常所見なし。神経学的異常所見なし。血算、血液生化学的異常所見なし。TSH：2.47μIU/ml、正常範囲。SMI：52点、SDS：45点、胸腹部に異常所見なし。

漢方医学的所見：体格は中肉中背。比較的体力がある。顔色は少し悪い。目の下にクマがある。便通は2〜3日に1回。**舌候**：白黄苔、舌下静脈怒張（＋）（瘀血所見）、**脈候**：浮、実脈、**腹候**：腹力3/5中等度、心下痞鞕（＋）、胸脇苦満（＋）、臍上悸（＋）、胃内停水音はない。裏熱実証。

処方：柴《さい》胡《こ》加《か》竜《りゅう》骨《こつ》牡《ぼ》蠣《れい》湯《とう》エキス細粒　クラシエ　6.0g/日（分2前）

経過：X年6月、初診時に柴胡加竜骨牡蠣湯エキス細粒6.0g/日（分2）を処方。2週間後7月、「漢方薬は飲める」。漢方薬継続希望。同処方施行。4週間後8月、「動悸はあるが漢方薬はないよりあったほうが良いと感じる。まだ、夜に夢をみてなかなか眠れないが、イライラはましな気がする」。同処方継続。12週間後11月、「動悸はそんなに気にならない。便通が良くなった。管理職をはずしてもらい仕事量を少し減らしたせいか、イライラはずっとまし」。同処方継続。24週間後1月、「あまり夢をみずに眠れるようになってきた。イライラはない」。36週間後4月、「仕事が忙しいのでもう少し漢方薬は継続希望」。翌年7月、「漢方薬は飲めなくはないが苦くなってきた」。同処方継続。同年10月、「漢方薬は苦いのでいらない」と中止希望あり、廃薬した。しかし、3カ月後、「動悸が再燃した」と受診し、2年後1月から同処方再開。

処方のキーポイント：動悸、イライラ、不眠、比較的体力がある人の精神神経症状のある更年期障害、高血圧症

補足：少し抑うつやイライラなど精神神経症状がある更年期障害、ヒステリー、軽い高血圧に効果がある。動悸の出る甲状腺疾患は遺伝性疾患ではないが、同じ嗜好の食生活をすると、親子で体質は似るので同じ疾患が出やすいと考える。今回、甲状腺機能は正常範囲であった。また、柴胡加竜骨牡蠣湯で下痢が出る場合は、含有生薬や効能の似ている桂枝加竜骨牡蠣湯に処方変更し投薬して効果が出ることもある。

【症例 14】

49 歳、会社（受付事務員）

主訴：ホットフラッシュ、冷え、頭痛、易疲労感

診断名：冷え症、更年期障害

既往歴：鎖骨骨折手術（20 歳）

家族歴：母：子宮体がん、祖父：心筋梗塞

現病歴：X 年 12 月に来院。9 月に職場内の異動でオフィスビル 1 階の受付事務になった。基本は 20 代の女性が来客対応し、自分は少しおくまったところで事務をしている。疲れやすい。ドアが開くたびに冷たい風が入ってくるので、足元に小型のストーブがあるのに足腰が冷える。反面、暖房が効きすぎるのか、急に顔が熱くなり汗が出る。周囲からよく顔が赤くなっているといわれ、恥ずかしいが顔がほてっている気がして熱い。すごく寒くて頭痛がし、冷えているのに、顔だけ急に熱くなる。漢方治療希望。閉経は 48 歳。1 回経妊 1 回経産。

西洋医学的所見：**身長**：163cm、**体重**：53kg、**血圧**：106/79、**脈拍**：62/m。子宮・卵巣は正常大。子宮は小さい筋腫あり。神経学的異常所見なし。SMI：53 点、SDS：40 点。

漢方医学的所見：顔色は色白で当芍美人（当帰芍薬散がよく合いそうな、ほっそりしてはかなげな美人、竹久夢二の絵に出てくる女性のイメージ）。体格はすらりとして細く、やせ型でなで肩。冷えがあり疲れやすい（冷え症の虚弱タイプ）。便通は毎日 1 回。下痢はない。**舌候**：薄い白苔、舌下静脈怒張（+）（瘀血所見）、**脈候**：沈、虚脈、**腹候**：腹力弱く 2/5、下腹部に抵抗・圧痛（+）、胃内停水音（+）、心下痞鞕や胸脇苦満はない。血虚＋水毒。裏寒虚証。

処方：当帰芍薬散料エキス細粒　クラシエ　6.0g/ 日（分 2 前）

経過：初診時で当帰芍薬散料 6.0g/ 日（分 2）を処方。4 週間後の翌年 1 月、「味は嫌ではなく飲みやすい、毎日飲めている」という。同処方継

続。12週間後3月、「冷えやホットフラッシュ、疲れやすさは少しましな気がする。まだ季節的に寒いので飲んでいたい」と希望。24週間後5月末、「冷えや頭痛はないが、疲れやすく、ホットフラッシュはまだある」。39週間後8月、盆明けに来院し、「体調は良い。季節的に暑いので1日1包で飲んでいる」。以後1日1包で同処方を継続指導。52週間後12月、「寒くなってきたので、また当帰芍薬散料は1日2回で内服希望」。6.0g/日（朝夕食前）で処方。「内服していると楽」というので、飲み忘れの出現や味が苦くなり飲みにくくなるまで、内服継続指示（当帰芍薬散料は、長期投与でも深刻な副作用が出にくい）し、3カ月ごとに来院で経過観察。漢方薬はサプリメントではなく医療薬なので、副作用について定期的（半年に1回等）に採血が必要であることを説明。ホットフラッシュは52歳頃にはほぼなくなり軽快したが、冷え症はあるので内服継続を希望。56歳で退職し、飲み忘れが度々出たので、廃薬、通院加療終了した。

処方のキーポイント：冷え症、ホットフラッシュ、顔は色白で当芍美人、体格はやせ型でなで肩

【症例15】

50歳、会社員（事務員）

主訴：ホットフラッシュ、手首や肩、膝、足の関節痛、月経異常

診断名：更年期障害、関節痛

既往歴：虫垂切除術（12歳）

家族歴：母：乳がん、父：前立腺がん、祖母：大腸がん

現病歴：X年7月に初診。職場で冷房が入ると体中が冷えて関節がミシミシと痛む（冷房病）。下痢しやすい。半年間月経が来ていない。以前から体の関節痛はあったが、最近、症状がひどく出て仕事に支障を来し、鎮痛剤（ロキソニン）をしょっちゅう飲むため胃があれて、痛みが出るので来院した。上半身がほてり、下半身が冷える。冷房が入るととくに下半身が冷えるが、急に顔が熱くなって汗が出る。

西洋医学的所見：身長：160cm、体重：56kg、血圧：132/90、脈拍：68/m。子宮・卵巣は正常大。子宮は軽度腺筋症あり。血液生化学検査異常なし。神経学的異常所見なし。

初診時の採血で E_2：5pg/ml 未満、FSH：98mIU/ml。閉経状態（閉経年齢は 50 歳の可能性あり）。

漢方医学的所見：顔色不良。体格は中肉中背。便通は毎日 1 回。下痢しやすい。**舌候**：白苔、舌下静脈怒張（+）（瘀血所見）、**脈候**：沈、虚脈、**腹候**：腹力中等度やや軟、胃内停水音（−）、心下痞鞕（+）、胸脇苦満はない。臍上悸・臍下悸なし。裏寒虚証。

処方：五積散《ごしゃくさん》 ツムラ 7.5g/ 日（分 3 前）

経過：初診時に五積散 7.5g/ 日（分 3）を処方。下痢がひどいときには、屯用でビオフェルミン錠剤（ビフィズス菌整腸剤）1 錠、グランダキシン錠 50（50mg：1 錠：自律神経調整剤）を併用し、1 日 3 回まで食後に内服してみるよう指導。4 週間後 8 月、「味は問題なく飲める。屯用剤はひどいときだけ内服、時々使用し 10 回分全部使用。なくなったので追加してほしい」。同漢方薬処方継続。12 週間後 10 月、「少し関節痛に漢方薬が効いてきた気がするが、顔が熱くなるのはあまり変わらない」。同漢方薬処方継続。24 週間後 12 月、「関節痛や冷えは、漢方薬があったほうがまし。屯用薬も全然飲んでいない。味は嫌ではないので漢方薬は飲んでおく」。同処方漢方薬のみ継続。36 週間後翌年 3 月、採血で E_2：5pg/ml 未満、FSH：64mIU/ml。閉経年齢は 50 歳と診断。「ホットフラッシュも、関節痛や冷えも、漢方薬があったほうが良い」と希望あり。3 カ月ごとの通院で、採血などを 6 カ月ごとに施行し、適宜、子宮がん検診や乳がん検診も受けるよう指導し、同漢方薬処方で経過観察。5 年後 1 月、「飲み忘れが結構出ている」。同処方継続。「残薬で様子をみていた」と同年 8 月に来院。症状は軽快。経過良好にて一旦廃薬。

処方のキーポイント：冷房が入ると体中の冷えや関節痛がひどくなり、下

半身が冷え、下痢になる

【症例 16】

53 歳、主婦

主訴：めまい、頭痛、冷え、胃痛

診断名：更年期障害、めまい、胃炎（軽症）

既往歴：なし

家族歴：母：糖尿病、父：高血圧、祖母：高血圧

現病歴：X 年 5 月に初診。一人息子が近くの大学に行くと思っていたのに、4 月から北海道の大学に進学してしまった。ずっとそばにいるのが当たり前だった息子が急にいなくなり、一人で大丈夫か心配。息子と私は比較的仲が良かったのに、大学に入って最初の 1 週間はしょっちゅう電話など連絡があったが、その後は全然連絡がなく、5 月の連休にこちらに帰ってくると思っていたのに帰ってこなかった。寂しい。最近胃が痛い。足が冷える。息子はこちらからメールや、電話をしても手短に済ませてしまう（空の巣症候群）。めまいがひどくて、体が重く頭痛がする。漢方薬希望。閉経は 50 歳。ホットフラッシュはもうほとんどない。耳鳴りはない。耳鼻科に受診したがどこも異常なしといわれた。既婚。2 回経妊 1 回経産。

西洋医学的所見：**身長**：163cm、**体重**：58kg、**血圧**：134/83、**脈拍**：72/m。子宮・卵巣は正常大。血液生化学検査異常なし。神経学的異常所見なし。

漢方医学的所見：顔は元気がない印象。体格は中肉中背。便通は毎日 1 回。下痢しやすい。**舌候**：白苔、舌下静脈怒張（+）（瘀血所見）、**脈候**：沈、虚脈、**腹候**：腹力軟弱、胃内停水音（+）、心下痞鞕（+）、胸脇苦満はない。臍上悸・臍下悸なし。裏寒虚証。水毒あり。

処方：半《はん》夏《げ》白《びやく》朮《じゆつ》天《てん》麻《ま》湯《とう》エキス細粒　クラシエ　7.5g/ 日（分 2 前）

経過：初診時に半夏白朮天麻湯 7.5g/ 日（分 2）を処方。漢方薬の効果が出るまで、頭痛やめまいがひどいときには、屯用でメリスロン錠 6mg（6mg：1 錠：ベタヒスチンメシル酸塩：めまい治療剤）1 錠、グランダキシン錠 50（50mg：1 錠：トフィソパム：自律神経調整剤）1 錠を併用し、胃痛がひどいときはレバミピド錠 100mg（100mg：1 錠：胃炎・胃潰瘍治療薬）を 1 日 3 回まで食後に内服してみるよう処方し指導。4 週間後 6 月、「味は問題なく飲みやすい。屯用剤は症状がひどいときだけ何回か使用したが、どれも残あり」。同漢方薬処方継続。12 週間後 8 月、「お盆は夏休みで息子が家に帰ってきた。頭痛やめまい、胃痛はずいぶんまし。味は問題ないので漢方薬はこのまま飲んでいたい」。24 週間後 11 月、「最初は息子が心配で寂しかったが、最近は慣れてきて、年末年始はこちらに帰ると連絡があり、それを聞いて安心。味は嫌ではないので飲んでおく」。同処方漢方薬のみ継続。36 週間後翌年 2 月、「漢方薬を飲んでいるほうが冷えはましで、めまいや頭痛、胃痛もあまり出ずに調子が良い。ちゃんと飲んでいる」。48 週間後 4 月、「飲み忘れがある。漢方薬が余ってきた」。経過良好で廃薬。

処方のキーポイント：めまい、頭痛、冷え、胃痛、空の巣症候群のように心配ごとや不安がある

【症例 17】

55 歳、会社員（事務）

主訴：指の関節痛、腫れ（ヘバーデン結節）

診断名：ヘバーデン結節

既往歴：なし

家族歴：母：高血圧、父：がん、祖父：脳卒中

現病歴：閉経は 51 歳。X 年 1 月、人間ドックで RF（リウマチ因子）が 65（正常範囲 15 未満）IU/ml と高く、指の関節が痛いので整形外科を受診したが、関節リウマチではなく、ヘバーデン結節と診断さ

れ、サプリメントのエクエル（エクオール）を勧められた。ネットでエクエルを買って1日1錠で飲んでいる。1回に2錠以上飲むと乳房が張って痛くなるので1錠にしている。冷えがある。肌も乾燥している。右指の薬指と小指の第一、二関節が腫れて痛い。職場でどうしてもPCを使用するので、仕事に支障を来している。漢方薬を飲んでみたい、とX年3月に初診。既婚。3回経妊3回経産。

西洋医学的所見：**身長**：161cm、**体重**：56kg、**血圧**：124/70、**脈拍**：94/m。子宮・卵巣に異常所見なし。神経学的異常所見なし。

漢方医学的所見：顔の血色は良好。体格は筋肉質。便通は1日1回、下痢はない。冷えがある。**舌候**：白苔、舌下静脈怒張軽度（+）（瘀血所見）、**脈候**：沈、実脈、**腹候**：腹力充実、心下痞鞕や胸脇苦満、小腹急結等はない。表寒実証。

処方：麻《ま》杏《きよう》薏甘湯《よくかんとう》エキス顆粒　ツムラ　7.5g/日（分3前）

経過：初診時に麻杏薏甘湯7.5g/日（分3）を処方。4週間後4月、「漢方薬はスムーズに飲める」という。同処方継続。12週間後6月「右指の痛みはあるがましになった」といい、同処方継続。20週間後7月末、「右指の関節痛はましになっている。友人から肌が綺麗になったといわれた。乾燥していた肌の調子は良くなっている気がする。関節が少し痛くなることがあるが、神経や筋肉で他に痛いところはない。冷えはない。味は嫌ではないので、もうしばらく飲んでおきたい」。同処方継続。28週間後9月末、「朝は飲んでいるが、夕の分は飲み忘れていて、たくさん漢方薬が余ってきている。関節痛は、仕事でPC作業中にたまに少し出るが、指の関節の痛みや腫れはおさまり、普段はほとんど気にならない」。経過良好。朝だけ内服し、残薬（28包）がなくなれば一旦中止（廃薬）で様子をみるよう指示した（もしも、寒くなり再度痛みが出て、漢方薬があったほうがよければ受診するよう指示）。

処方のキーポイント：ヘバーデン結節（指の関節痛、腫れ）、冷え、肌の乾燥

【症例 18】

49 歳、自営業（絵を描く仕事）

主訴：ホットフラッシュ、眼精疲労、肩こり、不眠（途中覚醒）

診断名：更年期障害、眼精疲労

既往歴：なし

家族歴：叔母：乳がん

現病歴：X 年 8 月、半年ほど前から月経が来ない、夜中に汗で目がさめるといって初診。月経は 28 日周期、月経期間 7 日間で順調だった。避妊はしていた。妊娠反応検査は 3 回したがいずれも陰性だったので自然に月経が来ると思っていたが来ず、最近急に顔が熱くなって汗が出る。夜中に大量に汗をかき、目がさめる。追いかけられる夢をみる。絵を描く仕事なので、すごく目が疲れる。最近肩こりがひどい。ほてりや汗で日常生活が苦痛。X 年 11 月に個展があるのに仕事がしにくい。叔母が乳がんなので女性ホルモンの治療はしたくない。閉経なら閉経で良いので、更年期障害を何とかしてほしいという。未婚。妊娠分娩の経験なし。

西洋医学的所見：**身長**：162cm、**体重**：63kg、**血圧**：112/65、**脈拍**：84/m。子宮・卵巣は正常大、子宮は軽度腺筋症あり（初診時、超音波検査で子宮内膜は閉経様で厚み 2.2mm）。神経学的異常所見なし。

漢方医学的所見：顔色は良好。冷えのぼせ、肩こりがある。体格はしっかりしている。便通は毎日 1 回。下痢はない。少し神経質。**舌候**：白苔、舌下静脈怒張（＋）（瘀血所見）、**脈候**：沈、実脈、**腹候**：腹力充実、下腹部に抵抗・圧痛（＋）、臍上悸（＋）、胃内停水音や心下痞鞕、胸脇苦満はない。裏熱実証。

処方：桂枝茯苓丸料エキス細粒　クラシエ　6.0g/ 日（分 2 前）

経過：初診時に桂枝茯苓丸料 6.0g/ 日（分 2）を処方。2 週間後の 8 月、

「シナモン味で美味しく飲める。ホットフラッシュはまだあり、目が疲れ目薬ばかりさしているが疲れはとれない、夜に夢をみる」という。同処方に桂枝《けいし》加《か》竜《りゅう》骨《こつ》牡《ぼ》蠣《れい》湯《とう》を追加し継続。

処方：桂枝茯苓丸料エキス細粒　クラシエ　6.0g/ 日（分 2 前）、桂枝加竜骨牡蠣湯　クラシエ　6.0g/ 日（分 2 前）

経過：6 週間後の 9 月、「漢方薬は普通に飲める」。同処方継続。18 週間後 12 月、「ホットフラッシュはまし。足は冷え、冷えのぼせはある。目の疲れは 11 月に個展がすんで、今は絵を描いていないのでまし。夜に夢はみなくなっている。調子は良い。漢方薬の味は問題ないので飲んでおきたい」。採血で E_2：15pg/ml、FSH：63mIU/ml。閉経状態（閉経年齢は 49 歳）。30 週間後翌年 3 月、「漢方薬がなくなったので希望。今年また 5 月に個展があるので、絵を描かないといけない。漢方薬はあったほうが目の疲れがましな気がする。追いかけられるような夢はみない。汗は出るが、以前ほどひどくない」。そのまま 3 カ月ごとに通院し、採血などを 6 カ月ごとに施行して、適宜、子宮がん検診や乳がん検診も受けるよう指導し、経過観察。4 年後の 8 月、「桂枝茯苓丸の飲み忘れが結構出ている、桂枝加竜骨牡蠣湯は朝だけ飲んで調子が良いので継続希望」。桂枝茯苓丸料は一旦廃薬し、桂枝加竜骨牡蠣湯の処方継続。6 年後の 8 月まで、3 カ月ごとに通院。症状は軽快。更年期は過ぎ経過良好にて一旦廃薬。個展前など、眼精疲労を再度感じるようなら、受診して漢方薬を再開できることを説明、通院終了した。

処方のキーポイント：ホットフラッシュ、眼精疲労、体格はしっかりしている、冷えのぼせ、肩こり、神経質

漢方薬は、基本 1 剤で合わせるが 2 剤までは効果発来が期待できるので、投薬可能。3 剤以上を同時に投薬するのは、効果が散逸し、結局どの処方も効いた感が薄くなるので避けたほうが良い。

【症例 19】

52 歳、高校教師

主訴：ホットフラッシュ、汗、全身倦怠感

診断名：更年期障害、乳がん術後

既往歴：左乳がん、左乳房全摘出術（52 歳）

家族歴：母：卵巣がん、父：高血圧

現病歴：X 年 4 月に初診。閉経前の 48 歳から月経不順で、他院でホルモン治療のカウフマン療法を行ったが、49 歳で閉経した。年 1 回の子宮がん検診、乳がん検診では異常なしだったので、引き続き HRT を開始していたが、X 年 1 月に乳がんがみつかり、ホルモン治療は中止し、52 歳 X 年 2 月、大学病院で左乳房全摘出手術を受けた。抗腫瘍薬のアリミデックスを内服している。10 年間内服するよういわれた。汗が出る。疲れやすくしんどい。漢方薬希望と申し出あり。既婚。1 回経妊 0 回経産。

西洋医学的所見：**身長**：156cm、**体重**：60kg、**血圧**：119/55、**脈拍**：78/m。子宮・卵巣は正常大。**血液検査**：Hb：10.9g/dl、Ht：33.0%、WBC：3600、Plt：18.0 万。生化学検査異常なし。神経学的異常所見なし。

漢方医学的所見：顔色は悪い。体格は中肉中背だがややぽっちゃりしている。倦怠感著明。冷えがある。下痢・便秘はない。軽度貧血。**舌候**：薄い白苔、舌下静脈怒張（＋）（瘀血所見）、**脈候**：沈、虚脈、**腹候**：腹力軟弱、胸脇苦満（＋）、心下痞鞕（±）、臍上悸（±）、胃内停水音・臍下悸なし。裏寒虚証。

処方：桂枝茯苓丸料エキス細粒　クラシエ　6.0g/ 日（分 2 前）、十全《じゅうぜん》大補湯《だいほとう》エキス細粒　クラシエ　7.5g/ 日（分 2 前）

経過：初診時に桂枝茯苓丸料 6.0g/ 日（分 2）、十全大補湯 7.5g/ 日（分 2）

処方。グランダキシン錠50（50mg：1錠：トフィソパム：自律神経調整剤）3錠（分3後）を併用し、胃痛の出るときはレバミピド錠100mg（100mg：1錠：胃炎・胃潰瘍治療薬）を1日3回まで食後に内服してみるよう指導。4週間後5月、「味は問題なく飲める。屯用剤の胃薬は何回か使用したが残あり」。同漢方薬処方継続。12週間後7月、「不安で夜眠りにくいので、精神科を受診し、安定剤メイラックス錠1mg（ロフラゼプ酸エチル錠1mg）1錠と睡眠導入剤レンドルミン錠0.25mg（ブロチゾラム錠0.25mg）1錠を処方され、夜中に汗で目がさめることはない。グランダキシンはいらない。夏バテで食欲が落ちている」という。十全大補湯を補《ほ》中《ちゅう》益気湯《えつきとう》に変更。桂枝茯苓丸は処方継続。

処方：補中益気湯エキス細粒　クラシエ　7.5g/日（分2前）、桂枝茯苓丸料エキス細粒　クラシエ　6.0g/日（分2前）

経過：24週間後の9月、「補中益気湯は美味しいくらいだった。漢方薬の味は大丈夫なので飲める。ホットフラッシュはあるがひどくない。体が疲れやすく、しんどかったのはましになった。食欲はある。このまま漢方薬は2剤で飲んでいく」と希望あり。3カ月ごとに通院し漢方薬を処方し、副作用については採血などを6カ月ごとに施行。産婦人科なので、採血時、E_2、FSH、TSH、PRLを項目に入れるよう配慮。変化があれば乳腺外科や甲状腺内科を対診。子宮頸がん検診や子宮体がん検診、超音波検査は、少なくとも年1回は施行し経過観察。3年後の9月、「ホットフラッシュはほとんどない。体が少し疲れやすいので、また十全大補湯を飲んでみたい。補中益気湯の味は問題ない」と希望あり、桂枝茯苓丸を一旦廃薬し、補中益気湯と十全大補湯の2剤に変更。

処方：補中益気湯エキス細粒　クラシエ　3.75g/日（分1朝食前）、十全大補湯エキス細粒　クラシエ　3.75g/日（分1夕食前）

経過：同年12月、「調子は悪くない」。このまま3カ月ごと通院で経過観察。十全大補湯や補中益気湯は免疫能力を高め、抗腫瘍剤の副作用を軽減し、がんの再発予防にも期待が持てることを説明。味が嫌になってきたり、飲み忘れが頻発したり、漢方薬の副作用で肝機能障害などが出るようなら廃薬。それまでは継続（大学病院などではアリミデックスは投薬してくれても漢方薬は処方されないことがあるので、その場合は当院で処方するが、サプリメントではないので副作用などについて定期的な採血等の保険診療が必要であることを説明する）。

処方のキーポイント：（桂枝茯苓丸料）ホットフラッシュ、（十全大補湯）貧血、全身倦怠感、汗、食欲不振、（補中益気湯）全身倦怠感、汗、食欲不振

十全大補湯も補中益気湯も生薬の甘草が含まれており、1日の内服量は甘草が1.5gを超えないようにしたほうが、肝臓への副作用発現をおさえられるので、1包ずつ朝、夕投与とした。

【症例20】

51歳、自営業（経営者の夫の手伝い）

主訴：フワフワめまい、ふらつき、動悸、頭痛

診断名：更年期障害、フワフワめまい

既往歴：帝王切開術（38歳）

家族歴：母：甲状腺機能低下症、父：高血圧症、祖母：糖尿病

現病歴：閉経は46歳。X年6月に初診。閉経直前からホルモン剤のジュリナ錠0.5mg 2錠とデュファストン5mg 0.5錠を2日に1回で内服し、HRTをしているのでホットフラッシュはないが、4月に一人息子が中学校に入学し、朝、お弁当を作らないといけなくなってから、めまいやたちくらみ、頭痛、動悸がする。座っていて急に立ち上がるとめまいが出やすい。フワフワする、ひどいめまいで、同年5月

末に朝起き上がれなかった。耳鼻科の検査では大丈夫といわれたが、めまいに効果のある薬（アデホスコーワ腸溶錠20〈20mg/錠〉3錠、メリスロン錠6mg〈6mg/錠〉3錠、メチコバール錠500μg〈0.5mg/錠〉3錠〈分3後で内服〉）を投薬された。しかし、それを内服してもあまり効かない。仕事と子どものお弁当作りや家事などで忙しく、睡眠不足はある。やることがいっぱいあって、睡眠時間を削ってそれらをする。夕方10分でも眠れるときは眠るようにしているが、十分な睡眠時間が確保できない。子どもが新しい環境にまだ慣れないせいか、急に勉強が難しくなり、中学校の同じクラスに友人がおらず、小学校で一緒だった仲良しの友人2人は同じクラスで自分だけ違うため寂しいと、暗い顔をしているのが心配、という。既婚。3回経妊1回経産（不妊外来に通院した）。

西洋医学的所見：**身長**：164cm、**体重**：55kg、**血圧**：144/65、**脈拍**：67/m。子宮・卵巣は正常大。血液生化学検査異常なし。神経学的異常所見なし。

漢方医学的所見：顔色はよくない。体格は中肉中背だがややややせている。便通は毎日1回。下痢はない。冷えがある。足がむくみやすい。**舌候**：薄い白苔、滑苔、胖大、歯圧痕（+）、舌下静脈怒張（+）（瘀血所見）、**脈候**：沈、虚脈、**腹候**：腹力中3/5、胃内停水音（+）、軽い心下痞鞕（+）、胸脇苦満はない。臍上悸（+）。裏寒虚証。水毒あり。

処方：苓桂朮甘湯《りょうけいじゅつかんとう》エキス細粒　クラシエ　6.0g/日（分2前）

経過：初診時に苓桂朮甘湯6.0g/日（分2）を処方。漢方薬が効果を発揮するまでの間、頭痛・めまいがひどいときには、屯用でメリスロン錠6mg（6mg：1錠）1錠、グランダキシン錠50（50mg：1錠）1錠を併用し、1日3回まで食後に内服してみるよう10回分処方。4週間後7月、「味は問題なく飲みやすい。屯用剤は最初のひどいときだけ何回か使用したがどれも残あり」。できるだけ睡眠をとり、心身共に休養をとり、過労を避けるように指導。同漢方薬処方継続。12 週間後 9 月、「夏休み明けに息子が学校に行きたがらないので心配。頭痛やめまいはずいぶんまし。週 1 回、お弁当作りは休み、どうしてもしんどいときなどは、息子に正直に話し、パンを持参してもらっている。味は問題ないので漢方薬はこのまま飲んでいたい。乳房痛が出て乳腺外科に行き、乳腺線維腫が見つかり、乳がんが怖いので HRT はやめる」。同漢方薬処方継続。24 週間後 12 月、「寒くなり冷えたのと忙しいので、また少しフワフワめまいがする。皮膚が乾燥する」と症状あり。四物湯《しもつとう》追加処方。

処方：四物湯エキス細粒　クラシエ　6.0g/ 日（分 2 前）、苓桂朮甘湯エキス細粒　クラシエ　6.0g/ 日（分 2 前）

経過：36 週間後翌年 2 月、「味は問題なく飲めて、冷えがましになった。動悸や頭痛、フワフワめまいは出ていない。皮膚の乾燥もましな気がする」とこのまま内服継続希望。48 週間後同年 5 月、「息子が 4 月から運動部に入り部活の友人ができたのと、クラス替えがあり小学校で仲良しだった友人と同じクラスになったので、毎日楽しく通学するようになり安心。四物湯の味が飲みにくくなって最近飲んでいない。苓桂朮甘湯の味は問題なく、美味しいくらいなので飲んでいる。苓桂朮甘湯だけ継続したい」と希望あり、四物湯を一旦廃薬し、苓桂朮甘湯のみ処方継続。

処方：苓桂朮甘湯エキス細粒　クラシエ　6.0g/ 日（分 2 前）

経過：3 カ月ごとに通院して漢方薬を処方し、副作用についての採血などを 6 カ月ごとに施行。HRT 後なので、採血時、E_2、FSH、TSH、PRL は項目に入れるよう配慮。変化があれば乳腺外科や甲状腺内科を対診。子宮がん検診や超音波検査は、少なくとも年 1 回は施行し経過観察（HRT 後、

5年間は、乳がんや子宮がんの発症リスクがHRTをしてこなかった人より高いことを説明)。

72週間後同年10月、「ホットフラッシュもなく、フワフワめまいや頭痛も出なくて調子が良い。飲み忘れがあり結構あまっている」。経過良好で廃薬(残薬は乾燥剤と一緒に食品保存用袋などに入れて、湿らないよう常温で一時保存し、症状が再燃するようなら使用するよう指導した)。

処方のキーポイント:フワフワめまい・ふらつき、頭痛、動悸、冷え、神経質(四物湯:冷え、皮膚の乾燥、血の道症)

苓桂朮甘湯+四物湯は、連珠飲《れんじゅいん》といって更年期障害の自律神経失調症の効果的処方として、江戸時代からしばしば使用されている。甘草も、苓桂朮甘湯には含まれるが、四物湯には含まれないので、内服時1回2包ずつ、内服が苦痛でなければそのまま1日量を投与。1回1包しか飲めないようなら、1包ずつ2種の漢方薬内服で経過観察するのが良いと考える。

【症例21】

56歳、会社員(事務職)

主訴:ほてり、発汗、口渇、不眠

診断名:更年期症候群

既往歴:なし

家族歴:祖父:脳卒中

現病歴:52歳で閉経。4年前からほてり、発汗、口渇、不眠の症状がひどくなり初診。HRTを開始。不眠は精神科を紹介受診し睡眠導入剤を投薬されて、症状はましになった。約半年前、乳房に腫瘤がみつかりHRTを中止。汗やほてり、口渇がひどいため、5月に漢方薬処方希望。

西洋医学的所見:**身長**:167cm、**体重**:55kg、**血圧**:134/76、**脈拍**:72/m。子宮・卵巣に異常所見なし。神経学的異常所見なし。

漢方医学的所見:やせ、口渇(+)、下痢・便秘(−)、舌候:黄苔、

舌尖《ぜつせん》紅色、静脈怒張（+）、**脈候**：浮、実、**腹候**：腹力3/5、心下痞硬（±）、胸脇苦満（−）、臍傍圧痛（+）。裏熱実証。
処方：白虎加人参湯《びゃっこかにんじんとう》エキス細粒　クラシエ　6.0g/日（分2前）、桂枝茯苓丸料エキス細粒　クラシエ　6.0g/日（分2前）

経過：56歳時の5月、瘀血所見と口渇があり、桂枝茯苓丸6.0gと白虎加人参湯6.0g（分2前）を開始。処方2カ月後、「熱いが汗はまし」といい、桂枝茯苓丸が飲みにくくなり廃薬。白虎加人参湯だけ投薬。処方5カ月後、「涼しくなり、ほてりも汗も気にならない」。処方8カ月後1月、「冬にもかかわらず、たまに熱くほてるので白虎加人参湯は継続希望」。処方11カ月後4月、「自分は職場でベテランなので、重要な仕事がまわされ大変。ほてりや汗は、春先にいつもきつくなるが、白虎加人参湯でまし。味は問題なく飲める」と希望あり、継続中。
処方のキーポイント：ホットフラッシュ、ほてり、多汗、口渇、神経症状（不眠）

HRTを施行しているにもかかわらず、ホットフラッシュが軽快しきらず、精神的ストレスがある場合に、更年期女性に白虎加人参湯が効果的なことあり。

おわりに

更年期に近づき女性ホルモンが減少し始め、皮膚の乾燥や体力、視力の低下などを感じると、何とか加齢による生体の変化をくいとめたいと、アンチエイジングを希望する女性は多く存在する。その女性の一人である私も加齢を実感し、女性ホルモンに興味をもって勉強し始めたのである。

漢方薬が生まれてから2000年以上たつが、効く人がいるからすたれないのだと思う。ずっと昔から更年期障害に苦しむ人はいて、漢方薬で楽になる人もいた。そのなかで、効果のあるものが存続し、現代まで使われているのだろう。逆に考えると、今も昔も更年期障害の症状に大差はないのではないか、ひいては人間の体に、大きな変化はないのではないかと思う。

昔は周閉経期になり、だんだん更年期障害で苦しみ始めたときに、ホットフラッシュが出ても扇子であおぎ、顔や頭を氷で冷やしてしのいでいたと考える。歌ったり踊ったりなどの気分転換をしたり、跳ねたり走ったりなどの体操や運動で気をまぎらわせて過ごしていたのだろう。漢方薬や鍼・灸などの効果がない人は、横になって寝ることで身体を休めていたのではないか。また、薬膳を使って食物や飲み物の味や匂いで活力を呼びさましたり、ハーブや香を焚いて、香りで心身の沈静をはかっていたかもしれない。

今はホルモン補充療法やプラセンタ療法、自律神経調整薬、抗精神薬、サプリメントなどがあるため、寝込まなくても何とか通常の活動ができるレベルまでもっていくことができるので、日常生活の質を落とさずにすむ。医学は進歩し、これからは女性ホルモンも E_2（エストラジオール）主体から、E_4（エステトロール）がメインで使用されるホルモン補充療法が出てくるようになるだろう。また将来、個々の遺伝子により治療法を選択するような時代が来るかもしれない。

しかし、いつの時代も乳がんや子宮体がん、血栓症などの有害な副作用がおこらないように気を付けながら、上手く現代の更年期障害の治療法を使いこなすことが大切である。そこに、従来の漢方薬処方や香りの治療などを併用し、さらに生活習慣をみなおすことでスムーズに更年期を過ごせれば良いと思う。

いつかは忘れたが、ずっと以前に参加したアンチエイジング学会で、当時、100歳を超えても現役の医師として聖路加病院に勤務されていた日野原重明先生が、野菜とバナナ、リンゴ、牛乳にアミノ酸であるレシチン小さじ2杯を入れたミックスジュースを毎日飲まれているというのを聞いて、私も真似をしている。2年先まで海外講演の予定が入っていると聞き、元気で長寿が理想的だと思った。また、そのときに会場の「レシチンはどうやって手に入れているのですか？」という問いに対して、日野原先生は「ネットで購入している」と返答され、「オーッ！」と歓声があがった。当時はまだ、パソコンを使いこなしてネットで物を購入する人が少ない時代だったので、時代の最先端を行く先生に拍手が送られた。

2024年8月、福井県立若狭歴史博物館で開催された「小浜藩医　杉田《すぎた》玄白《げんぱく》の挑戦――『解体新書《かいたいしんしょ》』出版250年」という特別展に行ってきた。『解体新書』は杉田玄白一人ではなく、「チーム玄白」によって作成され、『ターヘル・アナトミア』のオランダ語を翻訳できる前野良沢《まえのりようたく》、中川淳庵《なかがわじゆんあん》のほか、友人の平賀源内《ひらがげんない》も協力し、出版の根回しも手伝った桂川甫周《かつらがわほしゆう》など複数のメンバーが加わっていた。

玄白が古稀を迎えるときに、普段心がけている養生のための七箇条を友人や子・孫のために作成した「養生七不可《ようじようしちふか》」が展示されていた。「昨日の非は悔恨すべからず」から始まり、精神的なもの、身体、食事に関わるものなど多岐にわたる内容（①昨日の失敗は後悔しない、②明日のことは心配しない、③食べるのも飲むのも度をすぎない、④変わった食べ物は食べない、⑤何でもないのにむやみに薬を飲まない、⑥元気だからといって無理をしない、⑦楽をせず、適当に運動をする）が記されている。また「形影夜話《けいえいやわ》」では、玄白が自身の経験に基づいてすべての患者に平等に治療を行うことが医師の務めであると述べている。玄白は83歳まで生存したが、小浜藩医として70歳で現役の医師として診療所で当直勤務をしていた。江戸時代は平和だったからか、元気な長寿者がいたことがわかり興味深かった。元気で若く、長生きしたいという人間の願望をかなえるためにも、この本が少しでも役立てば嬉しく思う。

研修医のとき、患者から何か質問された際、「私の経験では……」と話をしたところ、先輩の先生から経験でものをいうのは早すぎると、こっぴどく叱られたことがある。確かに、ちっぽけな経験で話をしてはいけなかったと思う。その後、産婦人科医となり、分娩や手術時に、教科書のどこにも載っていないような場面に度々遭遇した。患者の命を守るために、教科書や文献、目上の人の経験談や自分のそれまでの経験から咄嗟《とっさ》に判断し、必死で診療を行ってきた。こちらの寿命が縮まるほど危ない場面に直面したこともあったが、周囲の協力や環境に恵まれ、妊産婦死亡といった不幸な場面には出くわさずにすんでいる。振り返ってみると、1985年に国家試験に合格し、医業にたずさわり、約40年が経過した。そろそろ「私の経験では……であった」という話をしても、叱られないのではないかと思う。

私はプロ野球が好きで阪神タイガースのファンであるが、2024年は阪神甲子園球場が開場した100周年記念の年である。『解体新書』出版250年でもあり、当院「清子クリニック」も、2024年9月で開業から20年が経過した。また、2024年9月19日には、大谷翔平選手がアメリカ大リーグのドジャースで、50本塁打と50盗塁の「50-50」を達成した。このメモリアルな年に、拙書《せつしょ》を書き上げることができて幸せである。上手く更年期を乗り越え、元気で不安なく前向きに楽しく長生きがしたいという思いで、私の経験談を含めた更年期障害に対する対処方法を上梓《じょうし》した。

約40年間、産婦人科医師として診療を続けてこられたのは、今までにご指導ご鞭撻《べんたつ》いただいた、産婦人科の諸先輩ならびに精神科・内科・乳腺外科・外科・整形外科・皮膚科・耳鼻科・眼科と各科の様々な先生方のおかげと、深く感謝している。

とくに、更年期障害について何かとご指導いただいた、京都府立医科大学産婦人科学教室の本庄英雄名誉教授、漢方についての東洋医学の師匠である、大阪医科薬科大学産婦人科学教室の後山尚久功労教授、子宮内膜症やピルなどホルモンについてご指導いただいた京都府立医科大学産婦人科学教室の北脇城名誉教授、本書作成にあたり監修をしていただいた京都ノートルダム女子大学現代人間学部こども教育学科の萩原暢子特任教授（産婦人科医師）に、心より謝辞を申し上げる。

2024年12月

清子クリニック院長　小石清子

参考文献

1）日本産科婦人科学会編集・監修：産婦人科専門医のための必修知識 2022年度版、4. 更年期・老年期、E43-E71、公益社団法人日本産科婦人科学会、2022

2）日本女性医学学会編：女性医学ガイドブック 更年期医療編 2019年度版、金原出版、2019

3）小石清子：女性のカラダ相談室 更年期障害、Leaf 2012年2月号、リーフ・パブリケーションズ、p124, 2011

4）日本産科婦人科学会、日本女性医学学会編集・監修：ホルモン補充療法ガイドライン 2017年度版 第2版、公益社団法人日本産科婦人科学会、2018

5）小山嵩夫：更年期婦人における漢方治療：簡略化した更年期指数による評価、産婦人科漢方研究のあゆみ 9：30-34, 1992

6）矢内原巧、麻生武志編集：更年期外来、メジカルビュー社、p178, 1996

7）福田一彦、小林重雄、Zung WW：日本版SDS自己評価式抑うつ性尺度 Self-rating Depression Scale 使用手引、三京房、1983

8）矢﨑義雄監修／北原光夫他編集：治療薬マニュアル 2024、医学書院、2024

9）Million Women Study Collaborators Breast cancer and hormone-replacement therapy in the Million Women Study：*Lancet* 362,419-427,2003

10）The Women's Health Initiative Steering Committee：*JAMA* 291, 1701-1712, 2004

11）後山尚久：女性診療科医のための漢方医学マニュアル 改訂第2版、永井書店、2008

12）後山尚久：実践 漢方医学「証」をひもとく、洋學社、2016

13）社団法人日本東洋医学会学術教育委員会編：専門医のための漢方医学テキスト 漢方専門医研修カリキュラム準拠、南江堂、2010

14）髙山宏世編著：腹証図解 漢方常用処方解説（第51版）、日本漢方振興会、2012
15）小石清子：更年期女性のほてり、発汗に白虎加人参湯が有効であった2症例、日本東洋医学雑誌、第74回日本東洋医学会学術総会 講演要旨集、Vol.75, p373, 2024
16）女性医療と漢方医療、産婦人科治療2006年増刊号、永井書店、VOL.92, 2006
17）後山尚久編：“治せる”医師をめざす 疾患・症状別 はじめての漢方治療、診断と治療社、p148-154, 2013
18）周産期メンタルヘルスの国際標準化に向けて、精神神経学雑誌、Vol.116, No.12, p982-1017, 2014
19）福井次矢他編：今日の治療指針2024年版 私はこう治療している、医学書院、2024
20）小石清子：わかさ生活、40・50代を悩ます自律神経の乱れを整える、わかさ生活、社内資料、Vol.6, p6-7, 2021
21）小石清子：心と体の処方箋③、PHPスペシャル2015年9月号、PHP研究所、p68-69, 2015
22）吉田健太郎：女性の不調を解消するプラセンタ「胎盤」・パワー、リヨン社、2001
23）長瀬眞彦：更年期障害、疼痛、美容などにプラセンタ療法、ハート出版、2011
24）日本胎盤臨床研究会 研究要覧 第6号（2010年）、日本胎盤臨床研究会、2010
25）エクオールと女性の健康、NPO法人女性の健康とメノポーズ協会、2019
26）麻生武志、内山成人：ウイメンズヘルスケアにおけるサプリメント：大豆イソフラボン代謝産物エクオールの役割、日本女性医学学会雑誌、Vol.20, No.2, p313-332, 2012

27）知っておきたい大豆胚芽由来麹菌発酵イソフラボンのおはなし、ニチモウバイオテティックス、社内資料、2018
28）高岡宰、森泰輔、北脇城他：ダイゼインリッチイソフラボンアグリコンは子宮内膜症病巣局所のHSD17β1発現および酵素活性を抑制する、日本女性医学学会雑誌、第36回学術集会プログラム・要旨集、Vol.29, No.1, p128, 2021
29）日本抗加齢医学会 専門医・指導士認定委員会編：アンチエイジング医学の基礎と臨床 改訂2版、メジカルビュー社、2008
30）日本抗加齢医学会 専門医・指導士認定委員会編：アンチエイジング医学の基礎と臨床 改訂3版、メジカルビュー社、2015
31）AEAJ、公益社団法人日本アロマ環境協会、Vol.105, 2022
32）AEAJ、公益社団法人日本アロマ環境協会、Vol.109, 2023
33）小石清子：婦人科医に教わる女性の身体とメンタルケア、PHPスペシャル2014年10月号、PHP研究所、p42-45, 2014
34）小石清子、中田好則他：更年期抑うつ気分障害に対する治療法についての検討、産婦の進歩、Vol.57, No.1, p79-81, 2005
35）春日武彦：援助者必携 はじめての精神科、医学書院、2004
36）厚生労働省大臣官房統計情報部・一般財団法人厚生労働統計協会編：疾病・傷害及び死因の統計分類提要ICD-10（2013年版）準拠、2013
37）DSM-5 病名・用語翻訳ガイドライン（初版）、精神神経学雑誌、Vol.116, No.6, p429-457, 2014
38）小川真里子：女性のメンタルヘルスとそのケア、HORMONE FRONTIER IN GYNECOLOGY、メディカルレビュー社、Vol.25, No.3, p57-62, 2018
39）本庄英雄、玉田太朗編集責任／日本女性心身医学会編：女性心身医学、永井書店、2006
40）小石清子：開業医の立場から子宮内膜症で病診連携した症例の現状と課題について、第39回日本エンドメトリオーシス学会学術講演会プログラム・抄録集、p62, 2018

41）Morimont L, et al, : Front Endocrinol(Lausanne), 2021;12:769187
42）Gérard C, et al. : Expert Rev Clin Pharmacol. 2022;15(2):121-137
43）西村かおる監修：さあ！始めてみましょう 今日からできる骨盤底筋体操、ユーシービージャパン、2005
44）小石清子他：当科における骨粗鬆症検査と治療法についての検討、Osteoporosis Japan, Vol.7, No.1、ライフサイエンス出版、p62-64, 1999
45）宮本健史：性ホルモンと骨粗鬆症、日本骨粗鬆症学会雑誌、Vol.10, No.3, p315-319, 2024
46）大藏健義：脳血液からみた加齢による脳機能の変化とエストロゲン、日本更年期医学会誌 6：p36-42, 1998
47）林成之他監修：能力を最大限引き出す大人の脳習慣、スタンダーズ、2019
48）萩原暢子他、京都ノートルダム女子大学生活福祉文化学部編：日本とニュージーランドの若者の食習慣について―生活習慣病予防の観点から―、生活へのまなざし Part II、ナカニシヤ出版、p155-167, 2008
49）アンチ・ドーピング使用可能薬リスト 2024 年版：公益財団法人日本スポーツ協会、2024
50）楪村史織：女性アスリートの疲労骨折を防ぐために産婦人科医は何ができるか？、日本女性医学学会雑誌、Vol.26, No.2, p241-246, 2019
51）公益財団法人日本体育協会指導者育成専門委員会スポーツドクター部会監修：スポーツ医学研修ハンドブック 基礎科目 第 2 版、文光堂、p206, 2013
52）小石清子：子宮内膜癌における内因性プロゲストーゲンレセプター結合促進因子の存在について、京都府立医科大学雑誌、Vol.106, No.3, p205-215, 1997
53）小石清子、萩原暢子：ストレスをかかえて外来受診した女性のライフステージ別にみた症状と治療の検討―アンチエイジングにむけた検討―、第 11 回日本抗加齢医学会総会プログラム・抄録集、p254, 2011

〈著者略歴〉

小石清子（こいし　きよこ）

1985年　関西医科大学医学科卒業
1986年　京都府立医科大学産婦人科学教室入局
1997年　医学博士取得
1999年　京都第一赤十字病院産婦人科　医長
2004年　清子クリニック（産婦人科・内科・心療内科）開業
2023年　神戸市看護大学非常勤講師（漢方医学講座）

日本産科婦人科学会認定医（2017年専門医）、母体保護法指定医
日本女性医学学会女性ヘルスケア専門医、日本抗加齢医学会専門医
日本東洋医学会漢方専門医、日本スポーツ協会公認スポーツ指導者（スポーツドクター）

【論文・著書】

「当科における骨粗鬆症検査と治療法についての検討」Osteoporosis Japan、ライフサイエンス出版、1999
「更年期障害に対するホルモン補充療法（とくにエストラジオール半量投与）についての検討」産婦人科の進歩、2004
「女性のカラダ相談室 更年期障害」Leaf 2012年2月号、リーフ・パブリケーションズ、2011
「婦人科医に教わる女性の身体とメンタルケア」PHPスペシャル、PHP研究所、2014

〈監修者略歴〉

萩原暢子（はぎわら　のぶこ）

1979年　大阪医科大学卒業
1981年　大阪医科大学産婦人科学教室助手
1988年　医学博士取得
1991年　カナダトロント大学小児研究所留学
1993年　大阪医科大学第二生理学教室講師
1999年　京都ノートルダム女子大学文学部教授
2017年　京都ノートルダム女子大学現代人間学部こども教育学科教授
2024年　京都ノートルダム女子大学現代人間学部こども教育学科特任教授

【著書】

「若年者の生活、食・栄養と健康、健康の科学シリーズ13」日本学会事務センター、2004
「医療・福祉系学生のための専門基礎科目　生理学13生殖」金芳堂、2007
「生活のまなざしPart Ⅱ　日本とニュージーランドの若者の食習慣について―生活習慣病予防の観点から―」ナカニシヤ出版、2008

装幀　根本佐知子（梔図案室）
図表　株式会社ウエイド

ホルモン補充療法と漢方薬治療

更年期障害を乗り越える対処法

2025年３月28日　第１版第１刷発行

著　者　　小石清子
監修者　　萩原暢子

発　行　　株式会社ＰＨＰエディターズ・グループ
〒135-0061　東京都江東区豊洲5-6-52
☎03-6204-2931
https://www.peg.co.jp/

印　刷
製　本　　シナノ印刷株式会社

ISBN978-4-910739-68-7